AF279194

ENFERMEDADES INFECCIOSAS

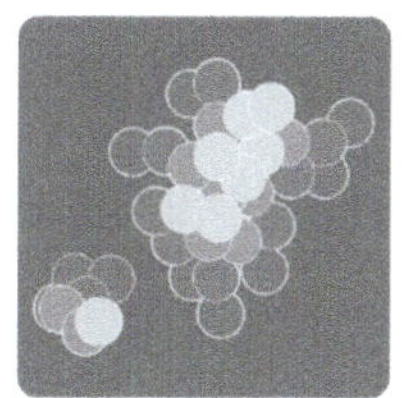 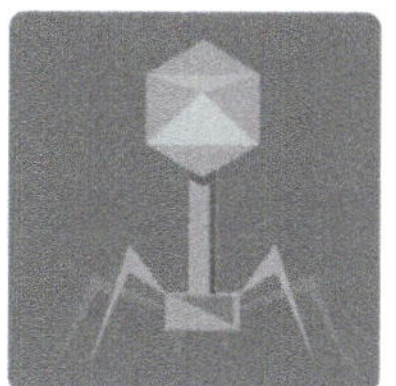 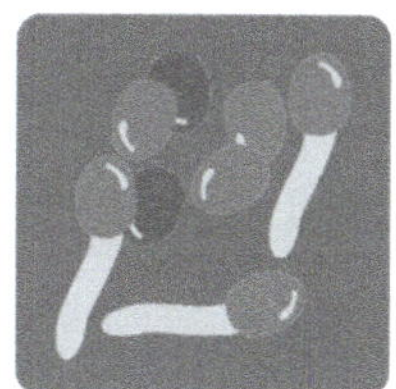 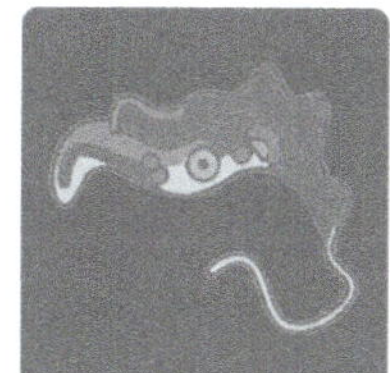 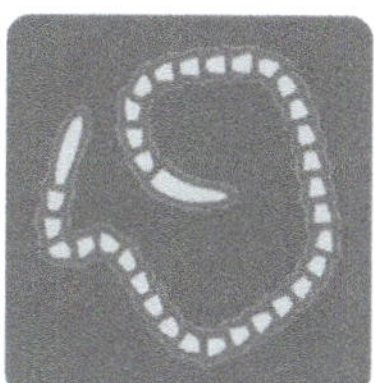

Manual para estudiantes en Ciencias de la Salud

Serie: MEDICINA
MANUALES Y TEXTOS UNIVERSITARIOS, nº 63

Enfermedades infecciosas : manual para estudiantes en Ciencias de la Salud / Valladolid : Ediciones Universidad de Valladolid, 2024

202 p.; 21 cm. (Manuales y textos universitarios. Medicina; 63)

ISBN 978-84-1320-317-1

1. Bacterias patógenas 2. Enfermedades infecciosas 3. Epidemiología 4. Hongos patógenos 5. Microorganismos patógenos 6. Virus I. Artero Mora, Arturo, ed. II. Universidad de Valladolid, ed.

616.9(075.8)

Editores

A. Artero Mora   J.Mª. Eiros Bouza
L. Corral Gudino   J.P. Miramontes González
J.A. Oteo Revuelta

ENFERMEDADES INFECCIOSAS

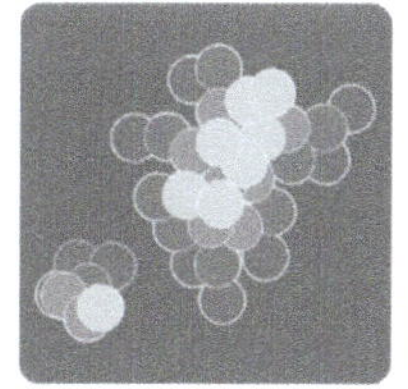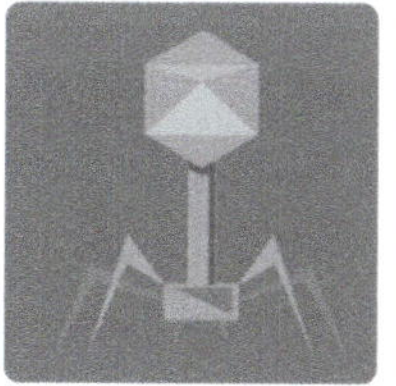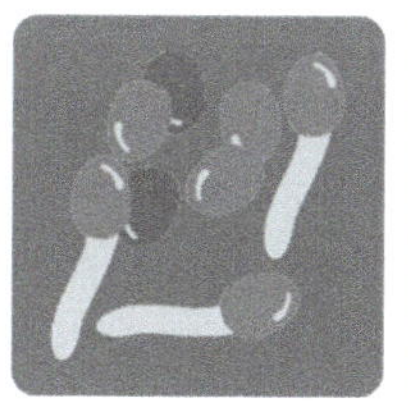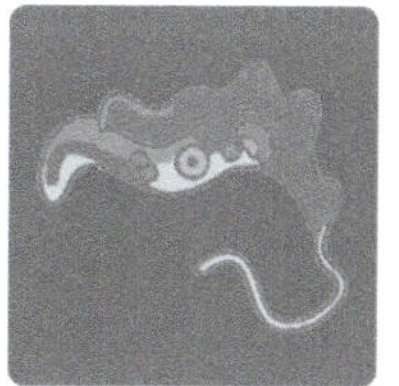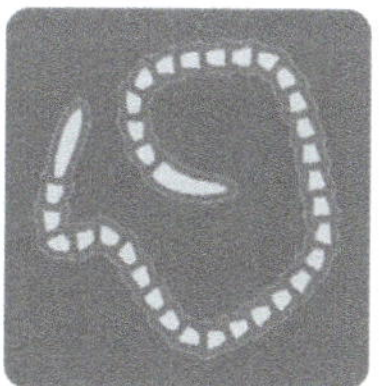

Manual para estudiantes en Ciencias de la Salud

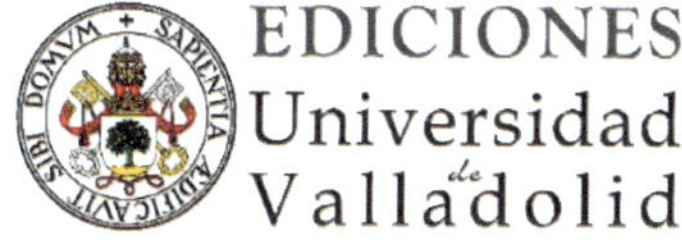

EDICIONES
Universidad de Valladolid

© Los Autores, Valladolid, 2024
Ediciones Universidad de Valladolid

ISBN 978-84-1320-317-1
DL: VA-571-2024

Diseño de cubierta y maquetación: Luis Corral Gudino

Preimpresión: Ediciones Universidad de Valladolid
Imprime: Ulzama Digital - España

AUTORES

ARTERO MORA, ARTURO (Editor)
Profesor Titular en la Facultad de Medicina de la Universitat de València, Jefe del Servicio de Medicina Interna con plaza vinculada en el Hospital Universitario Dr. Peset de Valencia.

CORRAL GUDINO, LUIS (Editor)
Profesor Contratado Doctor Vinculado Fijo en la Facultad de Medicina de la Universidad de Valladolid, Adjunto de Medicina Interna con plaza vinculada en el Hospital Universitario "Río Hortega" de Valladolid.

Del POZO LEÓN, JOSE LUIS
Director del Servicio de Enfermedades Infecciosas y del Servicio de Microbiología. Clínica Universidad de Navarra. Pamplona.

DOMINGUEZ-GIL GONZALEZ, MARTA
Profesora Asociada en la Facultad de Medicina de la Universidad de Valladolid. Especialista en Microbiología y Parasitología. Hospital Universitario "Río Hortega". Valladolid.

EIROS BOUZA, JOSE MARÍA (Editor)
Catedrático en la Facultad de Medicina de la Universidad de Valladolid, Jefe del Servicio de Microbiología con plaza vinculada en el Hospital Universitario "Río Hortega" de Valladolid.

GONZÁLEZ SARMIENTO, ROGELIO
Catedrático en la Facultad de Medicina de la Universidad de Salamanca

GUTIERREZ RODRIGUEZ, MARIA PURIFICACION
Profesora Contratada Doctora de Microbiología en la Facultad de Medicina de la Universidad de Valladolid.

HERNANDEZ PEREZ, MARTA
Profesora Titular de Microbiología en la Facultad de Medicina de la Universidad de Valladolid.

MARCH ROSELLO, GABRIEL

Profesor Asociado en la Facultad de Medicina de la Universidad de Valladolid. Especialista en Microbiología y Parasitología. Hospital Clínico Universitario. Valladolid.

MIRAMONTES GONZÁLEZ, JOSE PABLO (Editor)

Profesor Contratado Doctor Vinculado Fijo en la Facultad de Medicina de la Universidad de Valladolid, Adjunto de Medicina Interna con plaza vinculada en el Hospital Universitario "Río Hortega" de Valladolid.

OTEO REVUELTA, JOSE ANTONIO (Editor)

Catedrático acreditado por la ANECA en el Área de Ciencias de la Salud. Jefe del Departamento de Enfermedades Infecciosas del Hospital Universitario "San Pedro" de Logroño y Director del Laboratorio de Patógenos Especiales y Rickettsiosis del Centro de Investigación Biomédica de La Rioja.

ROJO RELLO, SILVIA

Profesora Asociada en la Facultad de Medicina de la Universidad de Valladolid. Especialista en Microbiología y Parasitología. Hospital Clínico Universitario. Valladolid.

TAMAYO LOMAS, LUIS MARIANO

Profesor Contratado Doctor Vinculado Fijo en la Facultad de Medicina de la Universidad de Valladolid, Jefe de Sección de Medicina Intensiva con plaza vinculada en el Hospital Universitario "Río Hortega" de Valladolid.

ILUSTRACIONES E INFOGRAFÍAS

LUIS CORRAL GUDINO (tutorCyLlo)

TABLA DE CONTENIDOS

Acrónimos

Ac:	Anticuerpo
ADN:	Ácido DeoxirriboNucleico
Ag:	Antígeno
ARN:	Ácido RiboNucleico
BAAR:	Bacilos ácido alcohol resistente
BLEE:	Betalactamasas de espectro extendido
CCR5:	"C-C chemokine receptor type 5"
CD4:	"Cluster of differentiation 4"
CIA:	Quimioluminiscencia-inmunoanálisis
CMI:	Concentración Mínima Inhibitoria
CMV:	Citomegalovirus
COVID-19:	Enfermedad infecciosa por coronavirus aparecida en 2019
CURB-65:	Confusión, Uremia, "Respiratory rate", "Blood pressure", Edad≥ 65 years
CXCR4:	"C-X-C chemokine receptor type 4"
EB19:	Erythrovirus B19
ECN:	Estafilococos coagulasa negativos
EI:	Endocarditis infecciosa
EIA:	Enzimo-inmunoanálisis
EPOC:	Enfermedad Pulmonar Obstructiva Crónica
EE.UU:	Estados Unidos de América
FTA-ABS:	Fluorescent Treponemal Antibody-ABSorption
Hib:	*Haemophilus influenzae* tipo b
HSH:	Hombres que tienen sexo con hombres.
HTLV:	Virus linfotrópico humano de células T
ITS:	Infecciones de transmisión sexual
IU:	Infecciones urinarias
IV:	Intravenoso
LBA:	Lavado broncoalveolar

LCR:	Líquido cefalorraquídeo
MAC:	*Mycobacterium avium complex*
MALDI-TOF:	Matrix-Assisted Laser Desorption Ionisation-Time Of Flight Mass Spectrometry
NAC:	Neumonía adquirida en la comunidad
NAH:	Neumonía adquirida en el hospital
NAV:	Neumonía asociada al ventilador
NN:	Neumonía nosocomial
NSP4:	Proteína no estructural 4 (Rotavirus)
PBE:	Peritonitis Bacteriana Espontánea
PBP:	"Penicilin-Binding-Proteins"
PBS:	Peritonitis Bacteriana Secundaria
PCR:	Proteína C Reactiva
PCR:	Reacción en Cadena de la Polimerasa
PL:	Punción lumbar
PMN:	Polimorfo nuclares neutrófilos
PSI:	"Pneumoniae Severity Index"
RM:	Resonancia magnética
RPR:	"Rapid Plasma Reagin"
SARM:	*Staphylococcus aureus* resistente a meticilina
SARS-CoV2:	Síndrome respiratorio agudo y grave por Coronavirus 2
SGA:	Streptococcus del grupo A (*S. pyogenes*)
SGB:	Streptococcus del grupo B (*S. agalactiae*)
SIDA:	Síndrome de InmunoDeficiencia Adquirida
SNC:	Sistema Nervioso Central
spp:	Especies
TC:	Tomografía computarizada
TMP-SMX:	Trimetropim-sulfametoxazol (cotrimoxazol)
TPPA:	*Treponema pallidum* Particle Agglutination
UCI:	Unidad de Cuidados Intensivos
VDRL:	"Venereal Disease Research Laboratory"
VEB:	Virus de Epstein Barr

VHA:	Virus de la Hepatitis A
VHB:	Virus de la Hepatitis B
VHC:	Virus de la Hepatitis C
VHD:	Virus de la Hepatitis D
VHE:	Virus de la Hepatitis E
VHH:	Virus del herpes humano
VHS:	Virus del herpes simple
VIH:	Virus de la inmunodeficiencia humana
VO:	Vía oral
VPH:	Virus del papiloma humano
VRSh:	Virus respiratorio sincitial humano
VSG:	Velocidad de sedimentación globular
VVZ:	Virus Varicela Zoster

Prólogo

Es para mí un placer y una satisfacción el escribir estas líneas introductorias a la primera edición del Breve Manual de Enfermedades Infecciosas para estudiantes de Medicina, escrito por autores de Logroño, Pamplona, Salamanca, Valencia y Valladolid, algunos de los cuales (Dres. Eiros y Oteo, amigos entrañables) han adquirido competencias en el seno de nuestro grupo.

El Manual, como dicen los autores, está destinado a los alumnos de grado y "a que se lea de principio a fin". Se trata de una recopilación sencilla y muy bien orientada de los conocimientos básicos sobre Enfermedades Infecciosas y Microbiología Clínica que debe tener el alumno de grado justo antes de comenzar su ejercicio profesional, luego como residente y después como facultativo de plantilla. Su estructura revisa primero los grandes síndromes infecciosos y después los microorganismos que pueden causarlos. En unos tiempos de información ubérrima e inabordable es muy loable el esfuerzo de síntesis que han hecho los autores para facilitar el conocimiento de los alumnos. Después de tantos siglos de búsqueda desesperada de la información como base para el ejercicio del arte médico, hemos entrado en una época en la que el individuo que destaca no es el que tiene la información, que hoy sobra, sino el que sabe seleccionarla y simplificarla para mejor comprenderla. Actualmente, más que nunca, la práctica médica se basa en el arte y en el "olfato" para diferenciar lo fundamental de lo accesorio y en lograr que el estudiante tenga tiempo para la reflexión serena ante un enfermo en contraste con el aturdimiento automático de los exámenes con respuestas de elección múltiple.

Reconozco entre los capítulos de este manual alguno de los métodos docentes que, como el basado en el acrónimo PASEO para aproximar la patología infecciosa, inventé hace ya bastantes años y que sigo enseñando a mis estudiantes y a mis residentes, además de usarlo para mí mismo.

Deseo que este manual facilite el trabajo a nuestros estudiantes, aumente su gusto por una patología como la infecciosa que es común a todas las otras especialidades, que requiere agudeza y agilidad diagnósticas y cuyo buen manejo terapéutico se recompensa tan frecuentemente con la plena recuperación de los enfermos y con la restitución de una vida normal. La patología infecciosa es el más claro exponente de lo que no se debe fallar porque es posible diagnosticarla y es posible tratarla y el error suele tener consecuencias trágicas e inmediatas.

Que este manual ilumine a muchos estudiantes y estudiosos y que sus autores no decaigan en la ambición de enseñar y en su preocupación por sus alumnos.

Madrid julio de 2024

Prof. EMILIO BOUZA SANTIAGO
Catedrático Emérito del Departamento de Medicina
Universidad Complutense de Madrid
Personal Emérito Asistencial del Servicio Madrileño de Salud

Presentación

El presente Manual va dirigido a los alumnos de Grado de Medicina que vayan a estudiar Enfermedades Infecciosas. En una época de continuos cambios y de un crecimiento asombroso de la información, el estudiante debe modificar sus métodos de estudio y utilizar vídeos, páginas web, bases de datos electrónicas, etc. Pero junto a estas nuevas herramientas docentes nos parece necesario que se disponga de un Manual que abarque de forma sistemática los principales temas de la patología infecciosa. Nuestro propósito es recoger en un texto conciso lo imprescindible para que quién estudia domine los elementos básicos de las enfermedades infecciosas y sea en un futuro capaz de reconocerlas en su práctica clínica.

Hemos adoptado el formato clásico de comenzar con los principales síndromes clínicos y posteriormente tratar las enfermedades según su etiología. Nuestra pretensión es que este texto se lea de principio a fin. Somos conscientes de que aún con una extensión limitada, las algo más de 200 páginas suponen un reto para el que lo consulta, pero bajo el principio de que "lo que no se conoce no se puede diagnosticar" no hemos querido renunciar a exponer los contenidos esenciales de nuestro ámbito de actividad. Existen excelentes tratados de enfermedades infecciosas y de medicina interna, a los que se remite al lector siempre que considere conveniente ampliar conocimientos.

Nuestras expectativas se verán colmadas si esta obra sirve para que los estudiantes puedan conocer lo esencial de las enfermedades infecciosas. La publicación del texto representa nuestro esfuerzo conjunto con los editores a los que expresamos nuestra gratitud.

Los Autores, Valladolid, julio de 2024.

 **Diagnóstico**

1. Diagnóstico

1.1 Aproximación al paciente potencialmente infectado

La aplicación de una mecánica de trabajo sistemática en todo paciente con sospecha de infección nos permitirá manejar correctamente la patología infecciosa. Esta mecánica de trabajo la resumimos con la palabra **PASEO**:

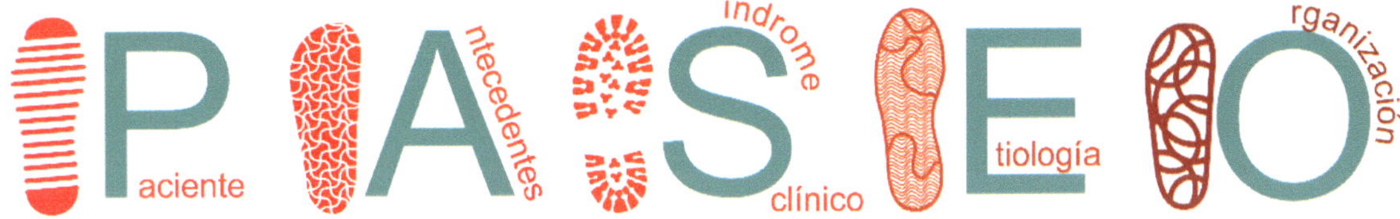

El **paciente** es el centro y el punto de partida del proceso diagnóstico. Nada puede sustituir a una buena **anamnesis** y a una **exploración física** detallada. Con la información obtenida podemos clasificar a los pacientes en tres grandes grupos:

- Sin patología previa
- Con compromisos defensivos locales
- Con compromisos defensivos generales.

Los **antecedentes** del paciente son de gran importancia para obtener un diagnóstico. Debemos preguntar al paciente sus **antecedentes médicos** completos (enfermedades previas, intervenciones quirúrgicas, transfusiones…), **hábitos de vida** (conducta sexual, consumo de drogas, contacto con animales…), **antecedentes familiares** y **datos epidemiológicos** (viajes, enfermedades en su entorno…)

A partir de los datos previos se establecerá un **diagnóstico sindrómico** (p.ej. síndrome meníngeo, infección urinaria, o fiebre sin focalidad), que permitirá reducir el número de posibles etiologías y orientar el tratamiento empírico (Ver apartado 4).

Una vez establecido un diagnóstico sindrómico y matizado éste con los datos del paciente, es útil revisar mentalmente los grupos de **microorganismos** que pueden causar la infección (**etiología**). Así revisaremos:

- **Bacterias convencionales** (grampositivas, gramnegativas, anaerobias, *Leptospira*, *Treponema* y *Borrelia*)
- **Bacterias altas** (*Nocardia*, *Mycobacterium* y *Actynomices*)
- *Rickettsias*
- *Chlamydias*
- *Mycoplasmas*
- **Virus**
- **Hongos** (de distribución universal, oportunistas y de distribución regional)
- **Parásitos** (protozoos, helmintos y artrópodos).

Por último, como **organización** entendemos el proceso de **obtención de muestras** y la realización de **exámenes complementarios** confirmatorios. Es fundamental la colaboración estrecha entre clínicos y microbiólogos. La microbiología tradicional puede resultar lenta y no proporciona un diagnóstico inmediato. Las técnicas rápidas permiten un diagnóstico precoz. Entre estas destacan algunas tinciones clásicas (tinción de Gram, Ziehl o auramina…), otras más novedosas, tales como las técnicas de detección de antígenos o anticuerpos y, más recientemente, aquellas basadas en la determinación del genoma.

1.2 Diagnóstico microbiológico de las enfermedades infecciosas

La **toma adecuada de las muestras** (exudado, esputo, orina, sangre, etc.), y el **transporte al laboratorio de microbiología**, son un primer paso esencial para obtener un diagnóstico microbiológico.

Siempre que sea posible, la toma de muestras se hará antes de la administración de los antimicrobianos.

Las pruebas microbiológicas pueden dividirse en:

- **Directas** (visualización, cultivo, detección de antígeno y determinación del genoma)
- **Indirectas** (detección de anticuerpos, recuento de subplobaciones linfocitarias).

El Servicio de Microbiología se encarga de determinar la sensibilidad de los microorganismos patógenos a los diferentes antimicrobianos.

La **visualización directa de los microorganismos** se conseguirá habitualmente tras la tinción de las muestras (Gram, Ziehl Nielsen…) o el cultivo (con identificación de los microorganismos basada en rasgos fenotípicos como por ejemplo son el aspecto de las colonias o los perfiles de fermentación de azúcares de las bacterias, los efectos citopáticos sobre determinadas líneas celulares de los virus) o la morfología microscópica en el caso de los hongos o parásitos. Estas pruebas directas son útiles, pero tienen la limitación, en el caso de los cultivos, de ser lentas.

Las **técnicas moleculares** o las basadas en la **proteómica** han ido sustituyendo a las técnicas clásicas en el diagnóstico, y se han convertido en muchos casos en las técnicas diagnósticas de referencia.

# Epidemiología

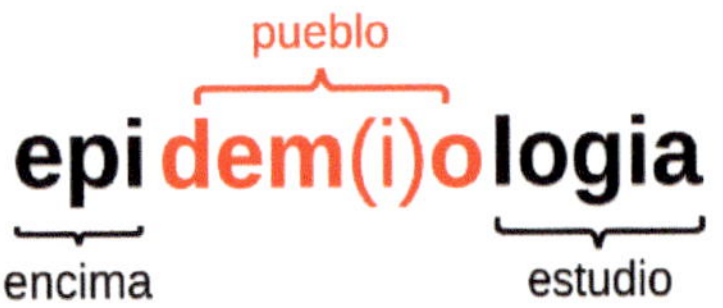

Describe y explica la dinámica de salud de la población, identificando los elementos que la componen y las fuerzas que la gobiernan, para asi poder intervenir en su curso natural.

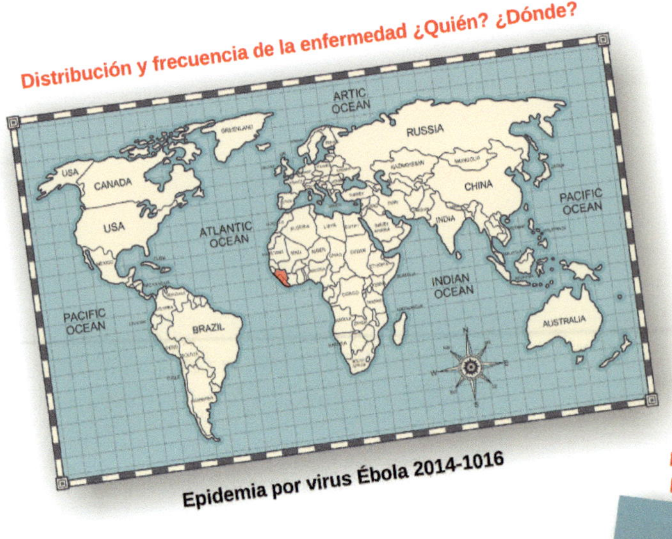

Epidemia por virus Ébola 2014-1016

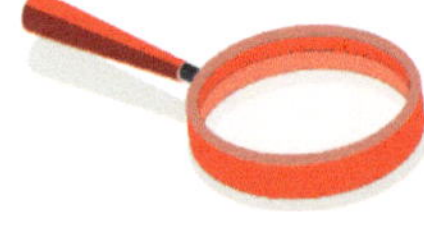

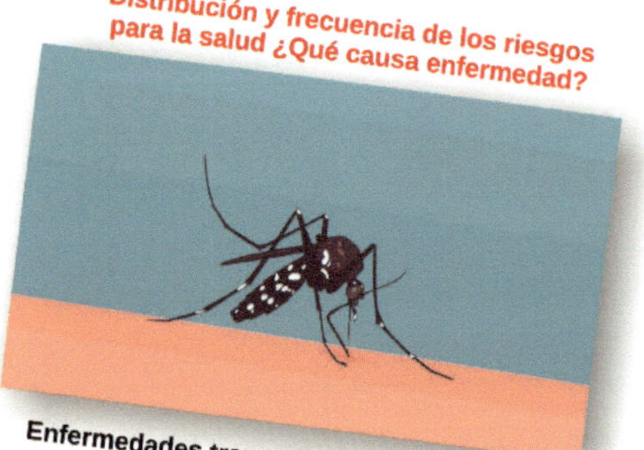

Enfermedades transmitidas por mosquitos

de las infecciones

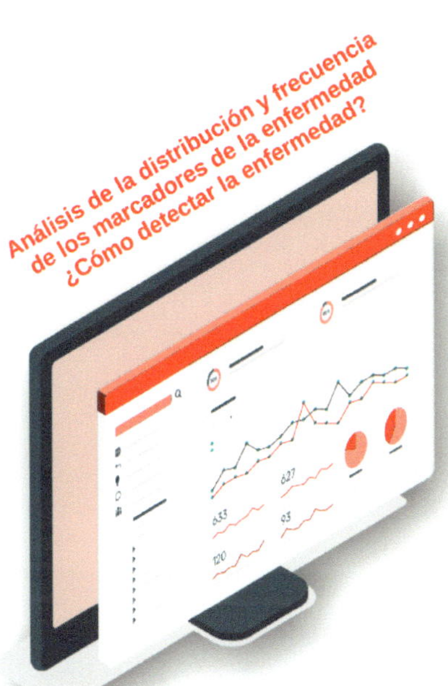

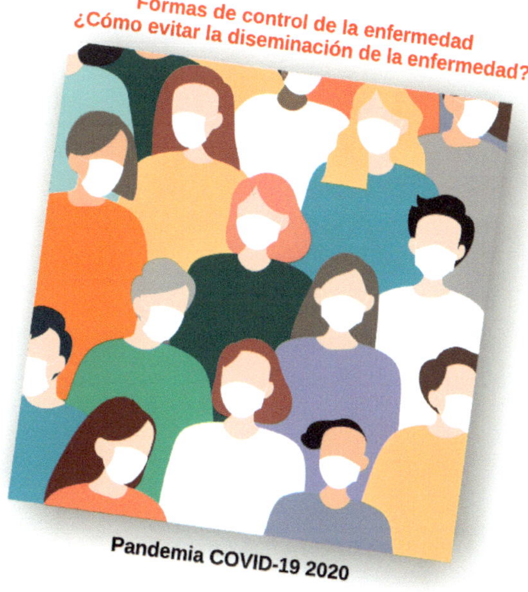

Valorar las respuestas a las actuaciones realizadas
y los cambios en la salud ¿Por qué?

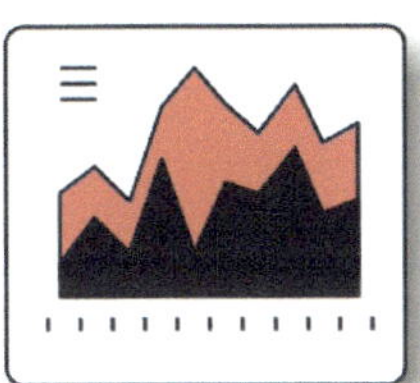
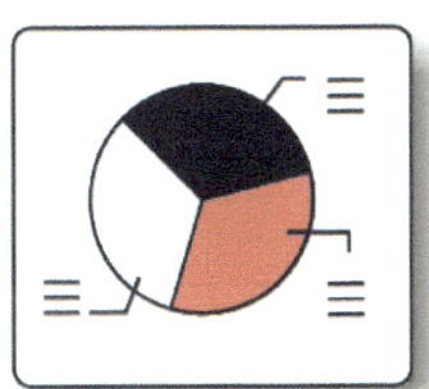
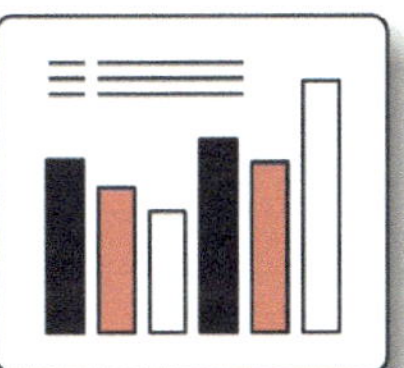

2. Epidemiología

2.1 Epidemiología básica de las enfermedades infecciosas

Definición de epidemiología

La **epidemiología** tiene como objeto la descripción, el análisis y la comprensión de los factores determinantes y las circunstancias que inciden sobre la dinámica de la salud y la enfermedad en una población definida. En ella se basa la identificación de factores de riesgo para la aparición de enfermedades y por tanto la búsqueda de las dianas sobre las que actuar de forma preventiva.

En el caso de las enfermedades infecciosas la epidemiología se va a centrar en el conocimiento de la distribución de las enfermedades (¿quién está enfermo? ¿cuándo y dónde enfermó?) y sus posibles vías de transmisión (¿cómo se contagió?).

Transmisión de las enfermedades

Cada vez que un paciente es diagnosticado con una infección, es necesario considerar si existe un riesgo de que la enfermedad se transmita a otros sujetos. En el caso de que exista riesgo de contagio, de acuerdo con el microorganismo involucrado, será necesario establecer medidas para evitar el contagio:

- Sobre el propio paciente (**aislamiento**)
- Sobre la institución u organización donde se encuentra el paciente
- A nivel nacional o internacional (en caso de brotes multinacionales).

Las enfermedades transmisibles pueden serlo por diferentes vías:

- Vía respiratoria (vía aérea, gotitas)
- Vía fecal-oral
- Contacto directo (suele requerir el contacto con piel dañada)

- Transmisión sexual
- Transmitidas por productos relacionados con la sangre
- A través de un **vector**[1] o **fómite**[2]

[1] *Los **vectores** son seres vivos que pueden transmitir la infección de forma pasiva o mecánica, al llevarla consigo como simples transportadores, o de forma activa siendo un huésped indispensable en ciclo vital del agente causal que en el evoluciona o se multiplica, como los mosquitos Anopheles al trasmitir Plasmodium.*
[2] *Los **fómites** son objetos inanimados como la manilla de una puerta, una llave de grifo, etc.*

R_0 o número básico de reproducción.

Este valor es una medida del riesgo de propagación de una enfermedad. Se calcula estimando el número de personas a la que un individuo con la infección podría contagiar. Se establece mediante modelos matemáticos que valoran: a) la tasa de infección, b) el periodo durante el cual el sujeto es contagioso o periodo de infectividad, c) las oportunidades de transmisión y d) la susceptibilidad a ser infectado. R_e o R efectiva tiene en cuenta que a medida que se desarrolla una infección una parte de la población va quedando protegida por contacto con la infección o por vacunación (**inmunidad de rebaño**).

Definiciones en epidemiología

1. Enfermedades **endémicas** o **epidémicas**.

De acuerdo con el patrón geográfico y temporal de las infecciones hablaremos de enfermedades **endémicas**, aquellas que tienen una presencia constante en un área geográfica, o **epidémicas**, aquellas que se desarrollan rápidamente en una población concreta durante un periodo de tiempo delimitado. Si son varias las zonas geográficas afectadas se denomina **pandemia**. En el caso de las enfermedades endémicas, el agente infeccioso puede estar limitado a un área geográfica debido a características medioambientales (ej, temperatura y humedad), presencia de vectores o reservorios o falta de vacunación de la población.

2. Enfermedades **emergentes** o **reemergentes**

Son enfermedades **emergentes** aquellas que aparecen por primera vez en una población (ej: infección VIH en 1984, COVID-19 en 2020). Muchas de las enfermedades emergentes son causadas por organismos que ya infectaban animales y que desarrollan adaptaciones que les permiten infectar a los seres humanos. Cuando la enfermedad ya era conocida y reaparece después de considerarse que estaba controlada o erradicada se considera **reemergente** (ej: brotes de Ébola).

3. **Reservorio de la infección**.

En el caso de las infecciones se define como **reservorio de la infección** a cualquier persona (fuente de infección), organismo vivo (reservorio animal-zoonosis), entorno (reservorio telúrico) o combinación de los tres en el que el agente infeccioso vive y se replica y del que depende para su supervivencia. Desde este reservorio se transmitirá el agente infeccioso al huésped susceptible. En el caso de la fuente de infección (reservorio humano) o del reservorio animal, podremos encontrar sujetos colonizados o infectados.

Características	Colonizado	Infectado
Porta el agente infeccioso	Sí	Sí
Presenta síntomas	No	Asintomático/Sintomático

4. Periodos en la infección.

Periodo de	Características
Incubación	Tiempo entre la adquisición de la infección y el inicio de los síntomas y signos de la enfermedad
Latencia	Tiempo entre la adquisición de la infección y el comienzo del periodo infectivo (suele ser más corto que el de incubación)
Infectividad	Tiempo durante el cual el paciente es contagioso

5. **Tipificación microbiana**.

Por **tipificación microbiana** se entiende la caracterización detallada de los microorganismos con el propósito de determinar el grado de similitud entre dos cepas. Se utiliza para evaluar si un proceso infeccioso es una **reinfección** (*adquisición de una nueva infección por un microorganismo distinto pero de la misma especie que el previo*) o una **recidiva** (*reactivación de una infección ya existente*) en pacientes que ya han sido tratados.

Microorganismo como causas de enfermedad (infecciones)

Las condiciones clásicas para demostrar que un agente infeccioso es la causa de una enfermedad específica se conocen como **postulados de Koch**. Los **criterios epidemiológicos de causalidad de Bradford Hill** son los más aceptados en la actualidad. Para que se cumplan debe demostrarse:

- la consistencia y fuerza de la asociación
- su especificidad
- la existencia de una relación dosis-respuesta
- la relación temporal
- la verosimilitud biológica
- la posibilidad de efectuar modificaciones o alteraciones experimentales

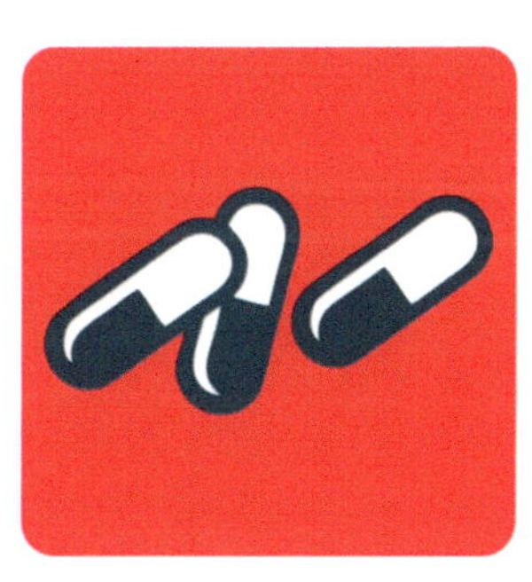 **Tratamiento antibiótico**

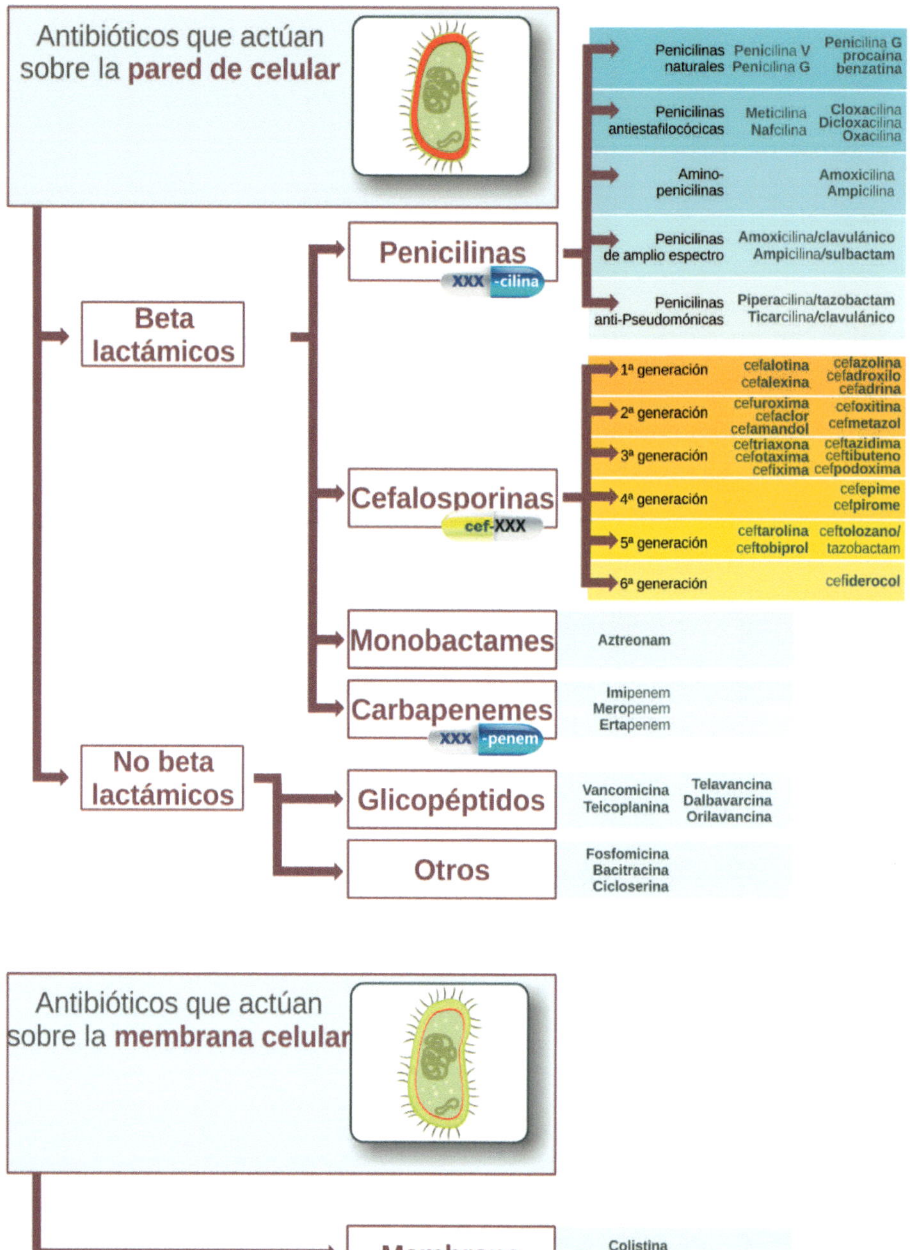

Antibióticos que actúan sobre la pared de celular
Beta lactámicos
Penicilinas
XXX -cilina
Penicilinas naturales | Penicilina V | Penicilina G
Penicilina G | Penicilina G procaína benzatina
Penicilinas antiestafilocócicas | Meticilina | Cloxacilina
Nafcilina | Dicloxacilina | Oxacilina
Amino-penicilinas | Amoxicilina | Ampicilina
Penicilinas de amplio espectro | Amoxicilina/clavulánico | Ampicilina/sulbactam
Penicilinas anti-Pseudomónicas | Piperacilina/tazobactam | Ticarcilina/clavulánico
Cefalosporinas
cef-XXX
1ª generación | cefalotina | cefalexina | cefazolina | cefadroxilo | cefadrina
2ª generación | cefuroxima | cefaclor | cefamandol | cefoxitina | cefmetazol
3ª generación | ceftriaxona | cefotaxima | cefixima | ceftazidima | ceftibuteno | cefpodoxima
4ª generación | cefepime | cefpirome
5ª generación | ceftarolina | ceftobiprol | ceftolozano/ tazobactam
6ª generación | cefiderocol
Monobactames
Aztreonam
Carbapenemes
XXX -penem
Imipenem
Meropenem
Ertapenem
No beta lactámicos
Glicopéptidos
Vancomicina | Teicoplanina | Telavancina | Dalbavarcina | Orilavancina
Otros
Fosfomicina
Bacitracina
Cicloserina
Antibióticos que actúan sobre la membrana celular
Membrana
Colistina
Daptomicina

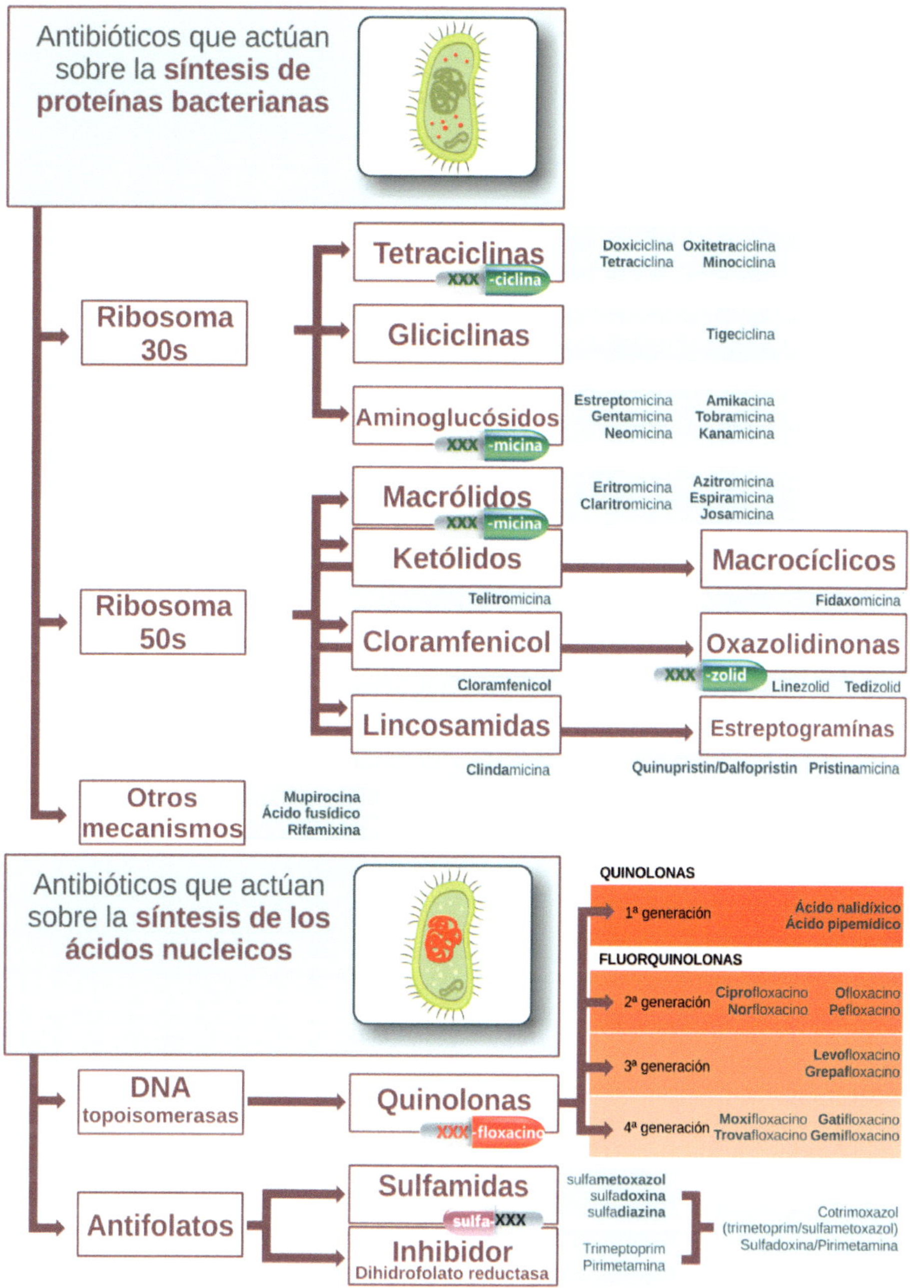

Antibióticos que actúan sobre la **síntesis de proteínas bacterianas**

Ribosoma 30s

Tetraciclinas
XXX -ciclina
Doxiciclina Oxitetraciclina
Tetraciclina Minociclina

Gliciclinas
Tigeciclina

Aminoglucósidos
XXX -micina
Estreptomicina Amikacina
Gentamicina Tobramicina
Neomicina Kanamicina

Ribosoma 50s

Macrólidos
XXX -micina
Eritromicina Azitromicina
Claritromicina Espiramicina
Josamicina

Ketólidos
Telitromicina

Macrocíclicos
Fidaxomicina

Cloramfenicol
Cloramfenicol

Oxazolidinonas
XXX -zolid
Linezolid Tedizolid

Lincosamidas
Clindamicina

Estreptogramínas
Quinupristin/Dalfopristin Pristinamicina

Otros mecanismos
Mupirocina
Ácido fusídico
Rifamixina

Antibióticos que actúan sobre la **síntesis de los ácidos nucleicos**

DNA topoisomerasas

Quinolonas
XXX -floxacino

QUINOLONAS
1ª generación
Ácido nalidíxico
Ácido pipemídico

FLUORQUINOLONAS
2ª generación
Ciprofloxacino Ofloxacino
Norfloxacino Pefloxacino

3ª generación
Levofloxacino
Grepafloxacino

4ª generación
Moxifloxacino Gatifloxacino
Trovafloxacino Gemifloxacino

Antifolatos

Sulfamidas
sulfa- XXX
sulfametoxazol
sulfadoxina
sulfadiazina

Inhibidor
Dihidrofolato reductasa
Trimeptoprim
Pirimetamina

Cotrimoxazol
(trimetoprim/sulfametoxazol)
Sulfadoxina/Pirimetamina

3. Tratamiento antibiótico

3.1 Principios básicos del tratamiento antimicrobiano

La elección del tratamiento más apropiado va a depender de:

1. Haber realizado un **diagnóstico correcto**.
2. Identificar al **agente causal** (si es posible)
3. Conocer el **perfil de sensibilidad del microorganismo** en cuestión (siempre que sea posible).
4. Valorar una serie de **características del paciente** que nos van a permitir elegir la mejor pauta en cada caso (ej: función renal o hepática, presencia de comorbilidades, edad, alergias,…).

La historia clínica, la exploración física y las pruebas complementarias nos permitirán establecer un diagnóstico de sospecha.

El conocimiento de los potenciales agentes de las enfermedades infecciosas va a condicionar la elección del tratamiento empírico.

Otro punto esencial de la valoración inicial es **determinar la gravedad de la infección.** Se debe prestar especial atención a la situación hemodinámica mediante la evaluación de las constantes vitales, así como a la presencia de datos de hipoperfusión y/o disfunción orgánica.

Los **hemocultivos** están indicados siempre que exista la sospecha de **bacteriemia**, siendo especialmente útiles en el paciente grave. Según la localización de la infección deben extraerse muestras tanto de líquidos orgánicos habitualmente estériles como de los exudados potencialmente útiles.

El tratamiento de una infección requiere un planteamiento global que incluye:

- Una elección correcta del tratamiento antimicrobiano

Tratamiento empírico o dirigido: en los casos graves suele ser prioritario el comienzo temprano del tratamiento antibiótico, de forma **empírica**, a la espera del aislamiento y confirmación del patógeno (ej: neumonía, sepsis, meningitis,…). El tratamiento empírico se basará en la posible susceptibilidad de los patógenos más comúnmente implicados en la infección diagnosticada y en las políticas de uso de antibióticos establecidas localmente. En otras situaciones, por el contrario, será preferible identificar el patógeno e iniciar después un tratamiento **dirigido** (ej: osteomielitis sin afectación sistémica)

- Un abordaje adecuado de las complicaciones locales o sistémicas
- El empleo de tratamientos complementarios como la cirugía para el control de la fuente de la infección (drenaje de abscesos,…) o el tratamiento inmunomodulador (uso de glucocorticoides en las meningitis,…).
- Controlar los factores predisponentes de la infección como el control de la diabetes
- En el caso de las enfermedades transmisibles:
    - o Considerar el aislamiento del paciente si fuera necesario
    - o Valorar a los contactos del paciente y controlar el posible desarrollo de la infección en ellos.

Es importante recordar que existen algunas infecciones que no requieren un tratamiento con antimicrobianos y que su uso indiscriminado se asocia a la aparición de resistencias y de reacciones adversas.

Uso de combinaciones de antibióticos

Recurriremos a combinaciones de antibióticos en las circunstancias en las que:

- Se espera un aumento de la efectividad antimicrobiana con la combinación (ej: infecciones donde hay desarrollo de biofilms).
- La infección es polimicrobiana y se necesita más de un fármaco para conseguir cubrir todo el espectro de posibles patógenos.
- Se busca reducir el riesgo de desarrollar resistencias antimicrobianas impidiendo que el patógeno desarrolle resistencias de forma simultánea a varios fármacos (ej: tratamiento de la tuberculosis o del VIH).

Resistencia a antimicrobianos

Los microorganismos han evolucionado en presencia de antibióticos naturales, y por ello han desarrollado mecanismos de resistencia a la mayoría de los agentes antimicrobianos. De forma **intrínseca** muchos patógenos son resistentes a distintos antimicrobianos. Mediante mutaciones espontáneas o la transferencia de material genético de otros organismos, generalmente a través de plásmidos, los microorganismos pueden adquirir resistencia **extrínseca**. Los plásmidos se transmiten fácilmente entre algunos tipos de bacterias, como las enterobacterias, y son una de las principales causas del desarrollo de patógenos multirresistentes. Algunos de los mecanismos de resistencia incluyen:

- <u>Eliminación activa del antimicrobiano</u> (ej: resistencia a tetraciclinas en bacterias Gram negativas o al fluconazol en *Candida* spp.,…)
- <u>Impermeabilidad o reducción de la permeabilidad al antimicrobiano</u> (ej: resistencia a carbapenems en *Pseudomonas* spp.,…)
- <u>Degradación enzimática del antimicrobiano</u> (ej: penicilinasas en *Staphylococcus aureus*, betalactamasas en enterobacterias,…)
- <u>Modificación de la diana de acción del antimicrobiano</u> (alteración del lugar de fijación de la penicilina en meticilin resistentes, mutación de la DNA girasa en la resistencia a ciprofloxacino en enterobacterias,…)

Farmacocinética y farmacodinámica de los antimicrobianos

FARMACOCINÉTICA (PK): estudia: a) como son absorbidos los antimicrobianos, b) cuál es su distribución por el organismo (a que tejidos llegan mejor, cuál es su concentración en los distintos tejidos y fluidos) y c) como son finalmente excretados. La farmacocinética va a permitir acciones como:

- Predecir si el fármaco alcanzará niveles adecuados en el lugar de la infección. Por ejemplo, en la meningitis se necesitarán fármacos que atraviesen la barrera encefálica o en las infecciones urinarias se preferirá antibióticos de excreción urinaria.
- Valorar la mejor ruta de administración del fármaco (¿oral o intravenosa?). Por ejemplo, en pacientes graves suele preferirse la vía intravenosa ya que la absorción gastrointestinal puede estar comprometida, pero una vez que el paciente mejora se prioriza la vía oral en aquellos antimicrobianos que tiene una buena **biodisponibilidad**

FARMACODINÁMICA (PD): estudia la relación entre las concentraciones de antimicrobianos y su efecto antimicrobiano. Establece parámetros como:

- C_{max} (**concentración máxima**) concentración pico alcanzada
- C_{min} (**concentración mínima**) concentración valle alcanzada
- CMI (**concentración mínima inhibitoria**) la cantidad más pequeña de antimicrobiano que se precisa para conseguir detener el crecimiento visible del patógeno tras 18-24h de incubación.
- AUC_{24h} (**Área baja la curva**) cantidad total del fármaco absorbida durante un período de 24h medida según sus niveles plasmáticos.

Esta relación va a permitir categorizar a los antimicrobianos en 3 grupos:

Tipos de antimicrobianos	Mayor efecto si:	Uso en la práctica clínica	Ejemplo
Concentración-dependientes C_{max}/CMI	La C_{max} excede en mucho a la CMI (*no es necesario que ocurra durante mucho tiempo*)	Se pautan 1 o 2 veces al día con dosis elevada (**efecto postantibiótico prolongado**)	Aminoglicósidos
Tiempo-dependientes t > CMI	Se consigue que los niveles del fármaco en sangre estén mucho tiempo por encima de la CMI (*no es necesario alcanzar concentración muy superior a la CMI*)	Se utilizan con dosis diarias repetidas (hasta cada 4 horas) En casos graves perfundir de forma lenta – perfusión **extendida** (>2h cada dosis) – perfusión **continua**	Betalactámicos Carbapenémicos
AUC-dependientes AUC_{24h}/CMI	El AUC es la mayor posible (*altas concentraciones durante mucho tiempo*)	Depende del fármaco, se busca maximizar la exposición global a este (↑tiempo - ↑dosis)	Fluorquinolonas

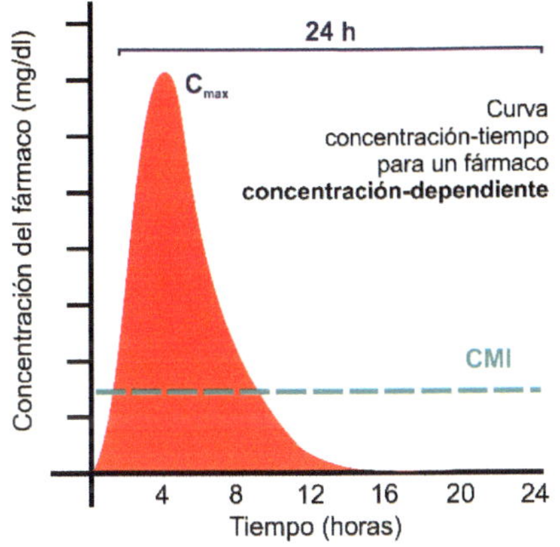

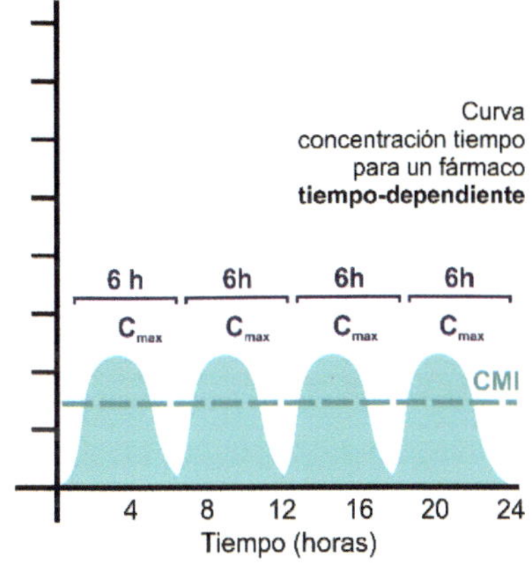

Material adicional:

Las 6 "D" para el buen uso de los antibióticos

1 Diagnóstico

Tras sospechar un origen **BACTERIANO** del cuadro, completar el diagnóstico síndrómico del paciente (*localización de la infección*) y establece la gravedad del cuadro

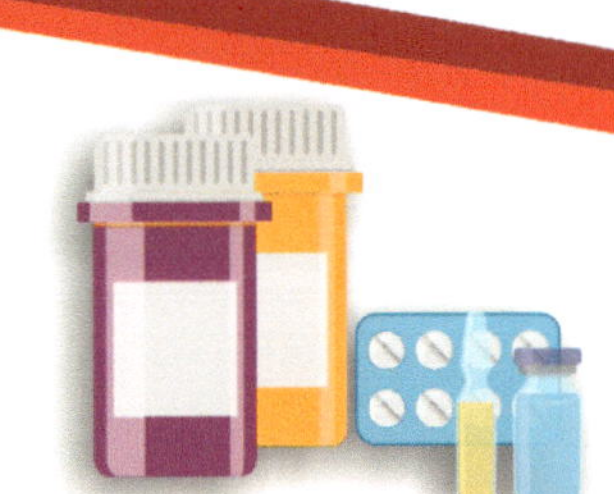

2 Drug ("fármaco")

Elige el antibiótico, o la combinación de antibióticos, teniendo en cuenta:
1) la sospecha diagnóstica
2) las características epidemiológicas del paciente (uso previo de antibióticos, nosocomialidad,...)
3) el mapa de resistencias local

3 Diversifica

Rota el uso de antibióticos, diversifica tu elección entre distintos pacientes con el mismo diagnóstico. Con ello reducirás la presión de selección.

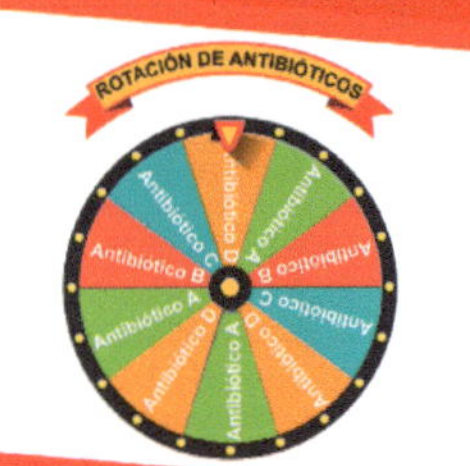

4 Dosis (cuanto antes por vía oral)

Pauta la dosis adecuada. Ten en cuenta variables como la función renal, la biodisponibilidad (¿vía intravenosa u oral?), la farmacocinética del fármaco o la gravedad ¿aumento dosis? ¿perfusión extendida?

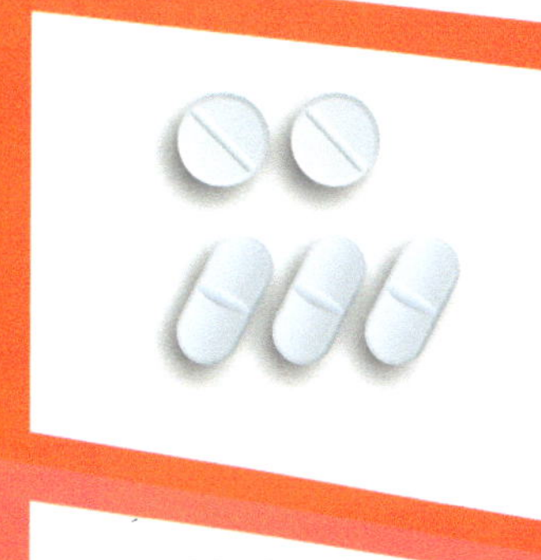

5 Duración

Cuando inicies una pauta de antibiótico ya debes de tener en cabeza la duración estimada de este. Esto va a depender del diagnóstico síndrómico, la gravedad, etc. No mantengas antibióticos por inercia.

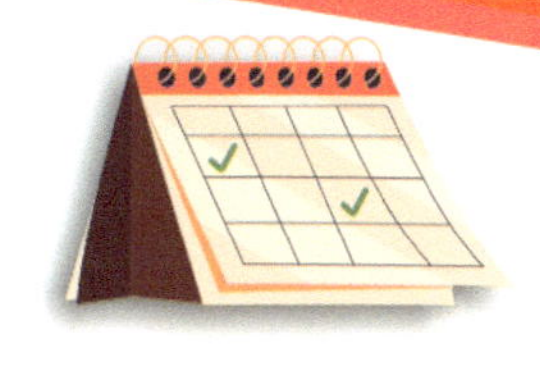

6 Desecalada

Cuando recibas el antibiograma re-evalua tu pauta antibiótica. No mantengas antibióticos empíricos porque *le está yendo bien al paciente*. Ajusta la pauta según el antibiograma, priorizando los antibióticos más eficaces con menor espectro.

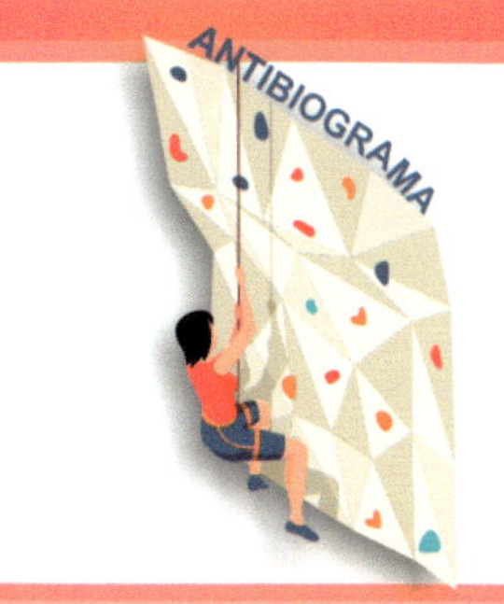

+ estar al Día

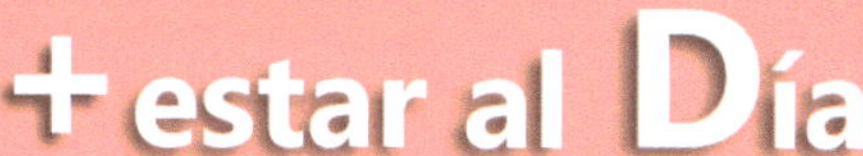

Mantente actualizado. Consulta las gúias clínicas

10 ideas equivocadas sobre el uso de los antibióticos en los pacientes hospitalizados

Basado en el artículo de Lam JC y Bourassa-Blanchette S. "Ten common misconceptions about antibiotic use in the hospital". J Hosp Med. 2023;18:1123-1129. doi: 10.1002/jhm.13220. Epub 2023 Oct 9. PMID: 37812004.

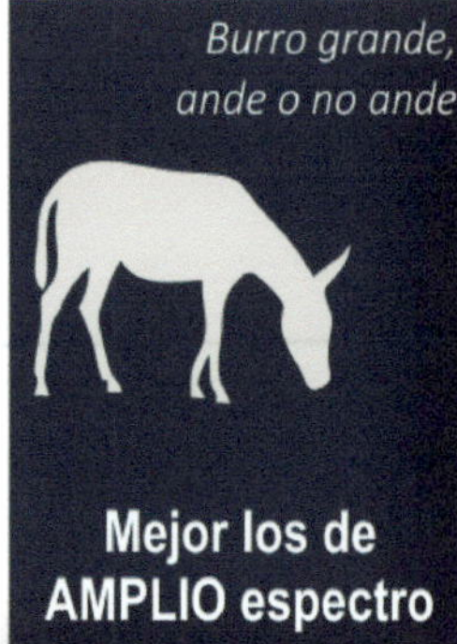

No confundir la eficacia de un antibiótico con la amplitud de su espectro. Cada microorganismo es sensible a un tipo de antibióticos y el más correcto será el más ajustado.
Ej: las *estrechas* cloxacilina o la cefazolina son más eficaces frente un *Staphylococcus aureus* meticilin sensible que las *amplias* piperacilina tazobactam o la vancomicina

La Concentración Mínima Inhibitoria (CMI) es la concentración más baja a la que un antibiótico inhibe el crecimiento bacteriano.

La capacidad de que un antibiótico sea eficaz dependen entre otras de la CIM, pero no solo, influye su distribución, la capacidad de llegar al tejido afecto, ...

Puede parecer que los antibióticos bactericidas (lso que matan a las bacterias) son siempre mejores que los bacteriostáticos (los que inhiben su crecimiento). En la práctica esta diferencia no se observa en muchas infecciones. Además la capacidad de "matar" de un antibiótico es dependiente de dosis.

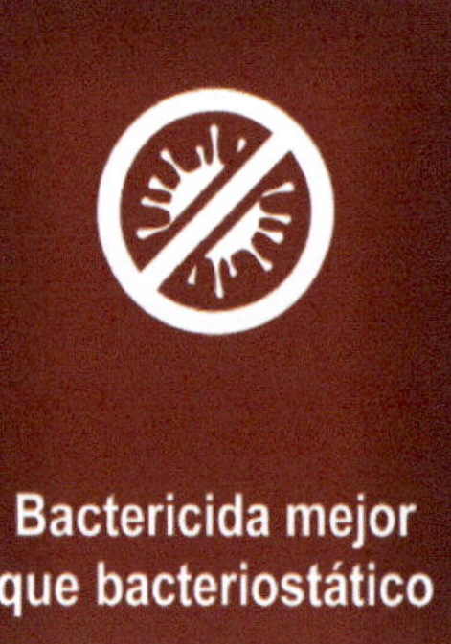

En un primer momento en pacientes graves y al pautar tratamientos empíricos si se recomienda elegir la vía intravenosa.
Sin embargo, se debe pasar a la vía oral en cuanto las condiciones del paciente lo permitan y siempre y cuando el fármaco tenga una buena biodisponibilidad por vía oral para la infección

Prolongar el Tto reduce recaídas

Mantén el antibiótico justo lo necesario, ni más ni menos. Mantenerlos más tiempo del idóneo aumenta las resistencias a antibióticos y los eventos adversos.

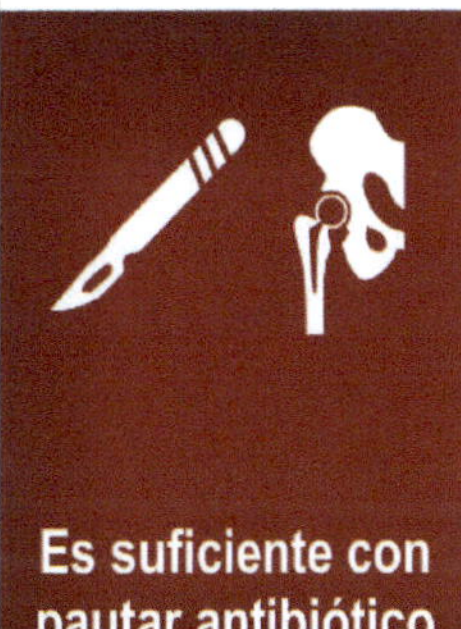

Si hay fiebre, comienza antibiot.

No todas las fiebres son infecciosas, ni todas las infecciones requieren tratamiento antibiótico. Asegúrate de completar una buena historia y exploración, y de tomar las **muestras microbiológicas** precisas antes de lanzarte a pautar antibióticos.
En casos graves tienes **<1h (quizás hasta 3h)** antes de necesitar iniciar el antibiótico.

Si la recuperación es muy rápida, < 24h, deberíamos cuestionarnos si era realmente una infección la causa de la fiebre y el cuadro del paciente.

Tampoco es cierto lo contrario, que si en 24h no hay mejoría ha fallado el tratamiento antibiótico (esperar al menos 48-72h)

Si respondió en 24h era infección

Siempre hay que atender al foco de la infección además de pautar el/los antibiótico/s correcto/s.

Por ejemplo, por mucho antibiótico que pongamos no habrá resolución de un absceso si este no se drena o no habrá resolución del cuadro cuando hay material protésico de por medio si no actuamos sobre este material.

Es suficiente con pautar antibiótico

Antib. profilácticos evitan infecciones

Bien al contrario, el uso de antibióticos sin indicación dará lugar a un cambio en la flora microbiológica del paciente e incrementará el riesgo de que se infecte por bacterias resistentes. El uso profiláctico de antibióticos en los hospitales queda reservado para **profilaxis en relación con algunas cirugías**.

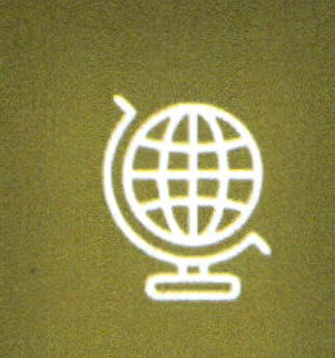

Utilizar mal los antib. en un paciente no crea riesgos para el resto

El mal uso de los antibióticos da lugar a presencia de bacterias multiresistentes que aumentarán la mortalidad y la morbilidad de todos los pacientes ingresados.
Ej: *Los antibióticos aumentan el riesgo de tipos específicos de infecciones en pacientes con habitaciones cercanas a pacientes expuestos a antibióticos, incluso si ellos mismos no reciben antibióticos*

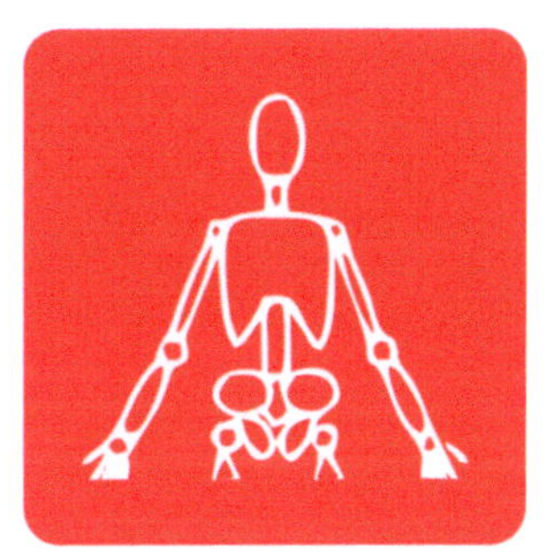

Síndromes

4. Síndromes

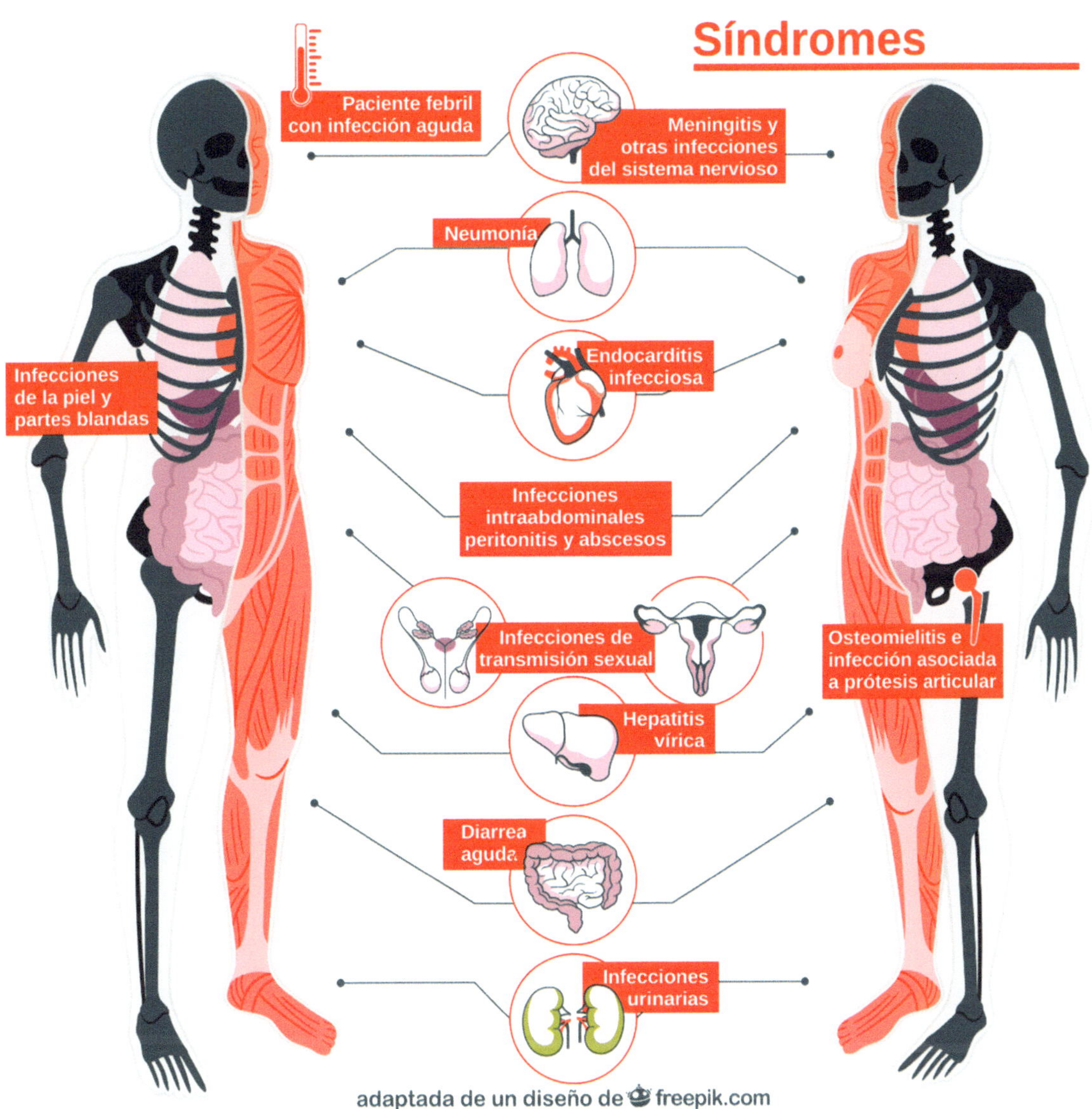

adaptada de un diseño de freepik.com

4.1 El paciente febril con infección aguda

A.- Filiar el origen de la fiebre

Las posibilidades diagnósticas de un cuadro febril casi siempre se obtienen de una **anamnesis detallada** y una **exploración física sistemática y rigurosa**.

La presencia de **afectación sindrómica** en un cuadro febril (cutánea, musculo-esquelética, adenopatías entre otras), es de gran ayuda para establecer el diagnóstico al permitir estrechar notablemente las posibles etiologías.

El contexto epidemiológico es también muy importante. Por ejemplo, en todo paciente con fiebre que regrese de un viaje de una zona con paludismo se debe valorar la posibilidad de esta infección.

B.- Establecer la gravedad del cuadro

La evaluación inicial de un paciente con fiebre debe establecer si se trata de un cuadro potencialmente **grave** que requiera una actuación diagnóstica y terapéutica urgente.

C.- Iniciar tratamiento antibiótico empírico

Ante cuadros graves (**sepsis, shock séptico, meningitis**…) se obtendrán muestras para procesamiento microbiológico y se iniciará cuanto antes tratamiento antibiótico empírico.

No se debe retrasar el tratamiento antibiótico en espera de realizar pruebas diagnósticas (como por ejemplo una TAC craneal previa a una punción lumbar).

4.2 Endocarditis infecciosa

> La **endocarditis infecciosa** (EI) es la infección de la superficie endocárdica del corazón, de las válvulas cardiacas o de los grandes vasos intratorácicos. La definición de endocarditis también incluye los dispositivos intracardíacos como son las válvulas protésicas, los marcapasos o el desfibrilador automático implantable (DAI).
> Se caracteriza por la formación de vegetaciones, constituidas por restos trombóticos y microorganismos.

La EI tiene una elevada morbilidad y mortalidad y su incidencia aumenta, principalmente entre personas mayores por la implantación de prótesis valvulares y dispositivos intracardiacos.

La clínica de la EI es muy variable, desde cuadros febriles agudos con elevada mortalidad a procesos insidiosos.

Debe hacer sospechar EI la existencia de:

- Fiebre con **soplo** cardíaco
- Fenómenos **embólicos**
- Lesiones **cutáneas** (petequias, hemorragias subungueales, nódulos de Osler o lesiones de Janeway).

Los elementos clave en el diagnóstico son:

- Los **hemocultivos** positivos (aunque éstos son negativos en un pequeño porcentaje de casos)
- Las alteraciones en las **pruebas de imagen cardíacas**: ecografía (transtorácica y transesofágica), tomografía computarizada cardiaca y tomografía de emisión de positrones con flúor-18-fluorodeoxiglucosa.

Un número reducido de microorganismos ocasionan la mayoría de casos de EI. *Staphylococcus aureus* es la primera causa de EI aguda y los estreptococos del grupo viridans la primera causa de EI subaguda. Los enterococos son una causa frecuente de EI, así como los estafilococos coagulasa negativos en las EI sobre válvula protésica.

El tratamiento antibiótico debe administrarse de forma prolongada, al inicio siempre por **vía IV** tras extraer 3 tandas de hemocultivos, y posteriormente según el estudio de sensibilidad de los microorganismos.

El **tratamiento antibiótico combinado** es imprescindible en la EI enterocócica, estreptocócica (para acortar el tiempo de tratamiento en la EI sobre válvula nativa) y en la estafilocócica sobre válvula protésica.

La **cirugía** permite retirar las estructuras infectadas y reparar o sustituir las válvulas afectas. En los casos en los que la cirugía está indicada (frecuentemente en la EI aórtica), ésta no debe demorarse. No hay que olvidar remitir muestras de tejido para estudio anatomopatológico y microbiológico (con análisis de biología molecular).

Para obtener los mejores resultados en el diagnóstico y tratamiento de la EI es importante formar un *"equipo de endocarditis"* constituido por diversos especialistas: cardiólogo, radiólogo, cirujano cardíaco, médico experto en enfermedades infecciosas, microbiólogo, etc.

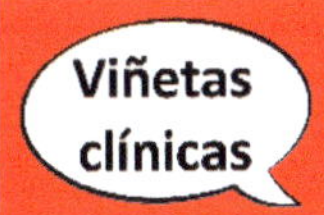

Viñetas clínicas	Los datos más habituales en la historia clínica, la exploración física o las pruebas complementarias de las **ENDOCARDITIS**

¿Cuándo sospechar..	Síntomas más habituales	Signos más habituales	Pruebas complementarias
endocarditis?	<ul><li>Astenia</li><li>Anorexia</li><li>Pérdida de peso</li><li>Sudoración nocturna</li><li>Disnea</li><li>Palpitaciones</li><li>Edema periférico</li><li>Alteraciones de conducta o focalidad neurológica</li><li>Dolores articulares</li></ul>	<ul><li>Fiebre ± escalofríos</li><li>Soplo de nueva aparición</li><li>Hemorragias en astilla</li><li>Petequias</li><li>Émbolos sépticos (cerebro, riñón, pulmón, …)</li></ul>*Infrecuentes pero muy sugestivas*<ul><li>Nódulos de Osler</li><li>Lesiones de Janeway</li><li>Machas de Roth en retina</li></ul>	**Laboratorio**:<ul><li>Elevación de reactantes de fase aguda</li><li>Anemia normocítica normocrómica</li></ul>**ECG**:<ul><li>Bloqueos AV, de rama</li></ul>**Ecocardiograma**:<ul><li>Vegetaciones: transtorácico y transesofágico</li></ul>**Hemocultivos**<ul><li>Bacteriemia</li></ul>
Presentaciones especiales	<ul><li>La fiebre o los síntomas agudos pueden estar ausentes o ser más larvados en pacientes ancianos, en inmunodeprimidos o cuando el agente causal es de crecimiento lento-subagudo (*Streptococcus viridans*, grupo HACEK, *Brucella*,…)</li></ul>		
Diagnóstico diferencial	Síndrome coronario, Insuficiencia cardíaca aguda, Lupus eritematoso sistémico (endocarditis de Libman-Sacks), neoplasias cardíacas (mixoma auricular), enfermedad de Lyme, síndrome antifosfolípido, disección aórtica, tromboembolismo pulmonar, miopericarditis, alteraciones de las válvulas protésicas: trombosis perivalvular o deshiscencia de sutura		

4.3 Neumonía

> La **neumonía** es la infección, por un microorganismo patógeno, de las vías respiratorias bajas (bronquios, bronquiolos y alveolos) lo que dará lugar a una afectación del parénquima pulmonar

La neumonía es la segunda causa de hospitalización y la primera causa de mortalidad infecciosa.

Las neumonías se dividen en distintas entidades con diferencias en su etiología y tratamiento:

- **Neumonía adquirida en la comunidad** (NAC)
- **Neumonía nosocomial** (NN). La NN a su vez se subdivide en:
    - **Neumonía adquirida en el hospital** (NAH)
    - **Neumonía asociada al ventilador** (NAV).

Streptococcus pneumoniae, junto a los virus (gripe A y B, parainfluenza, virus sincitial respiratorio, SARS-CoV-2…), son la primera causa de neumonía. Otras causas frecuentes de NAC son *Haemophilus influenzae*, microorganismos atípicos (*Mycoplasma pneumoniae, Chlamydophila pneumoniae y Legionella spp.*) y en los casos más graves *Staphylococcus aureus,* y bacilos gramnegativos.

En la NN destacan *Staphylococcus aureus*, bacilos gramnegativos (*Pseudomonas aeruginosa)* y *Legionella* spp.

Es importante identificar los casos con factores de riesgo de neumonía por *Pseudomonas aeruginosa* o *Staphylococcus aureus*, como son:

- Aislamiento de uno de estos microorganismos en el año previo
- Ingreso en el hospital o el uso de antibióticos en los últimos 3 meses.
- Las bronquiectasias y la EPOC son factores de riesgo de neumonía por *Pseudomonas aeruginosa*.

Se debe considerar el diagnóstico de neumonía ante todo paciente con síntomas respiratorios de nueva aparición, sobre todo si cursa con fiebre El diagnóstico se establece al observar **infiltrados en la radiografía de tórax** o en otras técnicas de imagen (**ecografía pulmonar, TC de tórax**).

La mayoría de NAC pueden tratarse de forma ambulatoria, sin necesidad de hacer estudios microbiológicos. Para ayudar a determinar si un caso no precisa ingreso en el hospital se emplean diversas escalas de gravedad: CURB-65 (Confusion, Uremia, "Respiratory rate", "Blood pressure", edad≥65), PSI (Pneumonia Severity Index).

Los estudios microbiológicos (examen de esputo, antigenuria en orina, hemocultivos, pruebas serológicas, reacción en cadena de la polimerasa (PCR)…) **NO** nos permitirán establecer la etiología de la neumonía en más de la mitad de los casos. Esto hace que el tratamiento se inicie de forma **empírica** teniendo en cuenta el ambiente epidemiológico y los microorganismos más frecuentes, según la gravedad del caso.

El tratamiento antibiótico empírico ambulatorio de la NAC puede incluir:

	NAC	**Cuidados intensivos**
	- Betalactámico combinado con un macrólido - Fluorquinolona*	Combinación de un betalactámico con una fluorquinolona o un macrólido**.

*Estas pautas podrían emplearse por vía iv en los casos tratados en salas del hospital.

** Si se sospecha infección por *Pseudomonas* o *Staphylococcus aureus* meticilin-resitente (SAMR) deben emplearse antibióticos activos frente a estos microorganismos.

El tratamiento antibiótico empírico de la NN dependerá de la existencia de factores de riesgo de microorganismos multirresistentes.

	Sin factores de riesgo para multirresistentes	**Con factores de riesgo para multirresistentes (sospecha)**
	Monoterapia con Piperacilina-tazobactam o cefepima	a) **Bacilos Gramnegativos resistentes a carbapenémicos**: ceftazidima-avibactam, ceftolozano-tazobactam, imipenem-relebactam o meropenem-vaborbactam b) **SAMR**: linezolid o vancomicina c) **Bacilos gramnegativos y SAMR:** combinación de los fármacos descritos

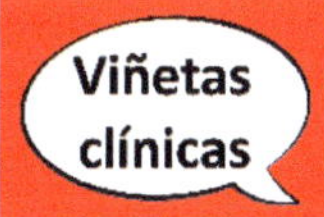

Los datos más habituales en la historia clínica, la exploración física o las pruebas complementarias de las **NEUMONÍAS**

¿Cuándo sospechar..	Síntomas más habituales	Signos más habituales	Pruebas complementarias
neumonía?	- Disnea - Tos "productiva" (esputo espeso, con color verde o amarillo) - Dolor torácico de características pleuríticas - Malestar general - Confusión - Escalofríos	- Fiebre - Taquicardia - Taquipnea - Crepitantes inspiratorios "húmedos" localizados en una parte concreta del tórax - Semiología de condensación ($\downarrow\downarrow$ruidos respiratorios, matidez en la percusión, $\uparrow\uparrow$vibraciones vocales) - Semiología de derrame pleural	**Laboratorio**: - Hipoxemia Aumento reactantes de fase aguda - Leucocitosis con neutrofilia o leucopenia - Elevación proteína C reactiva o procalcitonina **Rx tórax o Ecografía pulmonar** (TC): - Condensación parénquima pulmonar **Cultivo de esputo, hemocultivo, antigenuria en orina**
Presentación atípica	- Paucisintomático, sin tos ni expectoración, sin escalofríos	- Afebril	- Escasa datos en laboratorio - Imagen radiológica de neumomía
Diagnóstico diferencial	Edema pulmonar, cáncer pulmonar, tromboembolismo pulmonar, neumonía organizativa, neumonía eosinofílica, neumonía intersticial aguda, sarcoidosis, vasculitis relacionadas con Anticuerpos anticitoplasma de neutrófilos (ANCA), toxicidad por fármacos, neumonitis por radiación o proteinosis alveolar		

4.4 Infecciones urinarias

> La **infección del tracto urinario**, o *infección de orina* viene dada por la presencia de microorganismos patógenos en la orina, y puede consistir en una infección de la uretra, la vejiga, los uréteres, el riñón o la próstata.

Escherichia coli es el principal microorganismo causante de infecciones urinarias (IU) (80% de las IU no complicadas). Seguido en frecuencia por *Klebsiella* spp., *Proteus* spp. y otras enterobacterias. Los cocos grampositivos son causa de un pequeño porcentaje de casos (enterococos en IU relacionadas con la asistencia sanitaria y *Staphylococcus saprophiticus* en mujeres jóvenes).

Las manifestaciones clínicas de la IU son diversas y se extienden desde cuadros de cistitis y uretritis hasta pielonefritis y urosepsis con shock séptico.

La bacteriruria asintomática es frecuente en ancianos y no precisa tratamiento. En mujeres embarazadas está indicada su búsqueda y tratamiento para prevenir pielonefritis.

Las cistitis no complicadas en mujeres son las IU más frecuentes y pueden tratarse sin necesidad de urocultivo con antibióticos por vía oral de forma empírica (fosfomicina, nitrofurantoína…).

El **urocultivo** es el método diagnóstico esencial en todas las IU complicadas y permite modificar el tratamiento empírico según el estudio de resistencias de los patógenos aislados.

Escherichia coli presenta una elevada proporción de resistencia a ampicilina, cotrimoxazol y quinolonas en nuestro país, por lo que estos antibióticos han perdido gran parte de su utilidad como tratamiento empírico de las IU. *Escherichia coli* y otras enterobacterias, pueden producir beta-lactamasas de espectro extendido (BLEE) y presentar resistencia a todos los betalactámicos.

Las IU representan una causa frecuente de infección nosocomial. La mayoría de estos casos son consecuencia de **manipulación de las vías urinarias** y del **sondaje vesical**. Por ello, es muy importante limitar el sondaje vesical a los casos estrictamente necesarios y retirarlo lo más pronto posible.

Viñetas clínicas	Los datos más habituales en la historia clínica, la exploración física o las pruebas complementarias de las **INFECCIONES del TRACTO URINARIO**		
¿Cuándo sospechar..	**Síntomas más habituales**	**Signos más habituales**	**Pruebas complementarias**
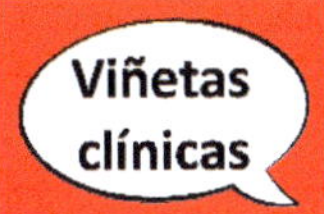 **Infección del tracto urinario?**	• Disuria • Polaquiuria • Urgencia miccional • Tenesmo • Dolor suprapúbico y en fosa renal (*pielonefritis*) • Incontinencia urinaria • Náuseas o vómitos	• Fiebre • Olor fuerte de la orina • Orina turbia • Piuria • Hematuria • Bacteriuria	**Laboratorio**: • Bioquímica de orina • Sedimento de orina • Aumento de los reactantes de fase aguda (en infecciones graves) **Ecografía renal y vías urinarias Urocultivo y Hemocultivos**
Diagnóstico diferencial	Cistitis intersticial, cáncer vesical, cálculos urinarios, apendicitis, enfermedad inflamatoria pélvica, lumbalgia, patología ovárica y trompa de Falopio		

4.5 Diarrea aguda

> La **diarrea** se define como un aumento de la fluidez o frecuencia de las deposiciones en relación con el hábito intestinal normal de una persona. Se denomina diarrea aguda cuando la duración del cuadro es menor de 14 días.

Las diarreas agudas son muy frecuentes y constituyen la segunda causa de mortalidad infecciosa a nivel mundial.

Son múltiples los microorganismos que ocasionan diarrea aguda, y su etiología difiere según se trate de una **diarrea inflamatoria** (*Campylobacter, Salmonella, Shigella, Escherichia coli* enterohemorrágico, *C. difficile*…) o **no inflamatoria** (*Escherichia coli* enterotoxigénico, norovirus, rotavirus, toxinas estafilocócicas…).

Los microorganismos producen diarrea por dos mecanismos básicos no excluyentes:

- La invasión de la mucosa
- La producción de toxinas (enterotoxinas, citotoxinas y neurotoxinas).

Ante una diarrea aguda se debe determinar:

- Duración
- Número de deposiciones
- Si existe sangre o expulsión de moco con las heces
- Presencia de vómitos
- Presencia de dolor abdominal intenso
- Presencia de fiebre.
- Presencia de signos de deshidratación.

La mayoría de diarreas agudas en los países desarrollados son autolimitadas y no requieren de ningún estudio etiológico.

Se aconseja estudio microbiológico de las heces (determinación de leucocitos y coprocultivo) cuando hay:

- Signos de gravedad: >6 deposiciones/día, fiebre, dolor abdominal intenso
- Signos de deshidratación
- Duración >48 horas
- Ancianos
- Inmunodeprimidos
- Hospitalización o uso reciente de antibióticos (en estos casos el estudio de heces se centrará en buscar *Clostridioides difficile* o su toxina).

Clostridioides difficile causa diarrea tras la administración de **antibióticos**, con un espectro clínico que se extiende desde formas leves a colitis fulminante. Hoy es una de las primeras causas de infección nosocomial.

La **hidratación**, si es posible por vía oral, constituye la base del tratamiento de la diarrea aguda. El uso empírico de **antibióticos** (quinolonas o macrólidos) no se recomienda de forma generalizada y **se reserva para los casos más graves**, con duración prolongada o para pacientes con inmunodeficiencia.

Las principales complicaciones de la diarrea aguda son:

- La deficiencia de lactasa (por esto se recomienda evitar la toma de leche los primeros días tras un cuadro agudo de diarrea)
- La artritis reactiva
- El síndrome hemolítico urémico (microorganismos productores de la toxina de Shiga)
- El síndrome de Guillain Barré (*Campylobacter* spp.).

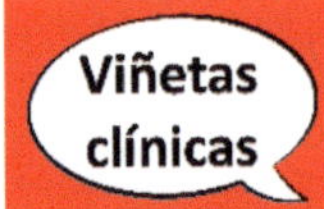

Los datos más habituales en la historia clínica, la exploración física o las pruebas complementarias de las **DIARREAS**

¿Cuándo sospechar.. diarrea?	Síntomas más habituales	Signos más habituales	Pruebas complementarias
	<ul><li>Dolor abdominal</li><li>Retortijones</li><li>Tenemos rectal</li><li>Intolerancia alimentaria</li><li>Náuseas</li><li>Gases</li><li>Distermia</li><li>Mareo</li><li>Letargia</li></ul>	<ul><li>Fiebre</li><li>Heces líquidas</li><li>Hematoquecia</li><li>Mucosidad en las heces</li><li>Hipotensión</li><li>Sequedad de piel y mucosas</li><li>Oliguria</li><li>Síndrome hemolítico-urémico</li><li>Artritis reactiva</li><li>Síndrome de Guillain –Barré</li><li>Glomerulonefritis</li></ul>	**Laboratorio**:<ul><li>Aumento de los reactantes de fase aguda</li><li>Calprotectina en heces</li><li>Leucocitos y sangre en heces</li></ul>**Radiografía simple de abdomen** **Coprocultivo, toxina** *C. difficile* **en heces**
Situaciones especiales	<ul><li>**Diarrea del viajero**: diarrea aguda tras ingesta de agua o alimentos en un país en vías en desarrollo</li><li>**Diarrea por** *Clostridioides difficile*: Diarrea aguda tras tratamiento antibiótico, origen relacionado con los cuidados</li></ul>		
Diagnóstico diferencial	Colitis isquémica, diverticulitis, Enfermedad inflamatoria intestinal, diarrea inducida por fármacos, diarrea inducida por abuso de laxantes, colitis colágena, síndrome de intestino corto, cáncer de colon, síndromes de malabsorción		

4.6 Infecciones intraabdominales: peritonitis y abscesos

> Las **infecciones intraabdominales** son aquellas que afectan a la cavidad abdominal, tanto en su compartimento intraperitoneal como extraperitoneal, pudiendo manifestarse como una infección generalizada (*peritonitis*) o contenida (*absceso*)
>
> La **peritonitis** es la inflamación del peritoneo, resultado de la contaminación de este por microrganismos, elementos químicos irritantes o ambas causas.
>
> Los **abscesos** son acumulaciones de pus en espacios tisulares confinados, en este caso dentro de la cavidad abdominal

La **Peritonitis Bacteriana Espontánea** (PBE) debe sospecharse en todo paciente con ascitis que presente fiebre, dolor abdominal o deterioro clínico. Se excluirán causas de peritonitis secundaria, y se realizará una **paracentesis** diagnóstica y se extraerán hemocultivos. El diagnóstico de PBE se establece cuando en el líquido ascítico se objetivan más de 250 leucocitos PMN/µL. Su etiología suele ser monomicrobiana (*Escherichia coli* es el microorganismo más frecuente) y sin participación de bacterias anaerobias. Se trata con antibióticos (p.j. ceftriaxona 2 g/24h IV).

La **Peritonitis Bacteriana Secundaria** (PBS) suele ser consecuencia de un proceso intraabdominal que ocasiona un escape de microorganismos al peritoneo (apendicitis, diverticulitis…). Su etiología es polimicrobiana, con microorganismos entéricos gramnegativos, grampositivos y anaerobios (*Bacteroides fragilis*). A la clínica inicial del proceso primario se añade, al producirse la perforación, dolor abdominal con signos exploratorios de peritonitis, fiebre y a veces sepsis o shock séptico. En ocasiones las manifestaciones son atípicas. El tratamiento de la PBS requiere de tratamiento quirúrgico para controlar la fuente de la infección y antibióticos frente a bacterias entéricas aerobias y microorganismos anaerobios (amoxicilina/clavulánico, ertapenem, ceftriaxona + metronidazol…).

Los **abscesos intraperitoneales** representan una respuesta del hospedador a una peritonitis y están causados por una microbiota similar a la de las PBS, con mayor participación de la microbiota anaerobia. Los abscesos **hepáticos** son los abscesos viscerales más frecuentes, con diferentes etiologías según su fuente de infección (biliar, pileflebitis, hematógena…). Los abscesos **retroperitoneales** más frecuentes son los renales, perinefríticos y del psoas.

La presencia de fiebre o molestias abdominales en un paciente que ha tenido una peritonitis previa sugiere la posibilidad de un absceso intraabdominal. La Tomografía axial y la ecografía son útiles para su localización. Su tratamiento requiere el **drenaje del absceso**, percutáneo o por cirugía, y la administración de **antibióticos**.

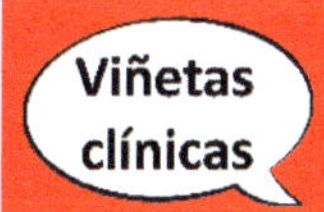

	Los datos más habituales en la historia clínica, la exploración física o las pruebas complementarias de **PERITONITIS y ABSCESOS**		
¿Cuándo sospechar..	**Síntomas más habituales**	**Signos más habituales**	**Pruebas complementarias**
Infección intraabdominal?	• Dolor abdominal que aumenta en la exploración • Náuseas • Vómitos • Anorexia • Distermia • Postración	• Fiebre • Sudoración • Distensión abdominal • Hipotensión • Taquicardia • Pérdida de peso • Íleo paralítico • Diarrea	**Laboratorio**: • Aumento de los reactantes de fase aguda • Leucocitosis con neutrofilia o leucopenia • Elevación PCR o procalcitonina **Radiografía, ecografía, tomografía axial abdominal** **Hemocultivos Punción guiada:** abscesos, líquido ascítico
Abscesos	• La clínica puede ser más larvada • Pueden presentar clínica derivada de la compresión de estructuras vecinas		
Diagnóstico diferencial	Neoplasias, Enfermedad inflamatoria intestinal, enfermedad inflamatoria pélvica, procesos ginecológicos, hemorragia digestiva, pancreatitis y necrosis pancreática no infecciosa, isquemia intestinal, vólvulo e invaginación intestinal, trastornos motores intestinales.		

4.7 Hepatitis víricas

> Las **hepatitis** son infecciones del hígado, causadas en este caso por virus, caracterizadas por una necrosis e inflamación hepatocelular.

La mayoría de las hepatitis víricas están producidas por 5 virus hepatotropos: VHA, VHB, VHC, VHD y VHE. Todos estos virus, excepto el VHB, son ARN. Ningún virus es citopático, estando el daño celular mediado por mecanismos inmunológicos. El VHD es un virus defectivo que requiere de la coinfección con el VHB.

Los **virus de la hepatitis A y E** se transmiten por vía fecal-oral, con un periodo de incubación medio de 30-40 días. Producen hepatitis agudas, usualmente benignas. El VHA se encuentra por todo el mundo, mientras que el VHE se extiende por la India, Asia, África y América Central. El VHA no produce hepatitis crónica y el VHE sólo ocasionalmente en pacientes inmunodeprimidos. El VHE en mujeres embarazadas ocasiona hepatitis fulminante en el 10-20% de casos.

Los **virus de la hepatitis B, C y D** se transmiten por vía parenteral. La transmisión perinatal y sexual también son muy importantes para el VHB. Pueden producir hepatitis aguda, pero la infección crónica es de mayor importancia. El VHB produce infección crónica en el 90% de los casos de transmisión materno-fetal y en el 1-10% de los casos de adquisición en la vida adulta (patrón de países desarrollados). El VHC produce infección crónica en el 80-85% de casos.

Las manifestaciones clínicas de las hepatitis víricas son muy similares para todos los virus hepatotropos.

- Las formas agudas suelen presentar una fase prodrómica (con astenia, anorexia, náuseas, molestias en hipocondrio derecho y síntomas gripales) con elevación de transaminasas en suero, una fase ictérica y una fase de convalecencia.

⚠ Las formas crónicas pueden detectarse por síntomas de hepatopatía, o bien por elevación de las transaminasas en pacientes asintomáticos o con síntomas inespecíficos.

El diagnóstico microbiológico de las hepatitis agudas se realiza con las técnicas microbiológicas descritas en la Tabla.

Virus	Antígenos	Anticuerpos	Ácidos nucleicos
VHA	--	IgM anti-VHA	--
VHB aguda	HBsAg	IgM HBcAc	--
VHB crónica	HBsAg > 6 meses	HBcAc sin HBsAc	ADN del VHB
VHC aguda	--	anti-VHC	ARN de VHC
VHD	--	IgM e IgG anti-VHD	ARN de VHD
VHE		IgM e IgG anti-VHE	ARN de VHE

El tratamiento de las hepatitis crónicas por VHB no consigue la curación y requiere tratamiento con interferón pegilado o tratamiento oral prolongado con análogos de nucleósidos/ nucleótidos.

El tratamiento de la hepatitis C con antivirales de acción directa (sofosbuvir-velpatasvir, glecaprevir-pibrentasvir…) consigue la curación de la infección en más del 97% de los casos, con una buena tolerabilidad, y ha representado un gran avance respecto a los tratamientos clásicos con interferón pegilado con ribavirina.

La **vacuna** frente al VHB forma parte del calendario vacunal en la infancia. Los adultos no inmunizados en situación de riesgo de infección por VHA y VHB deben vacunarse.

Material adicional (diagnóstico infección por VHB)

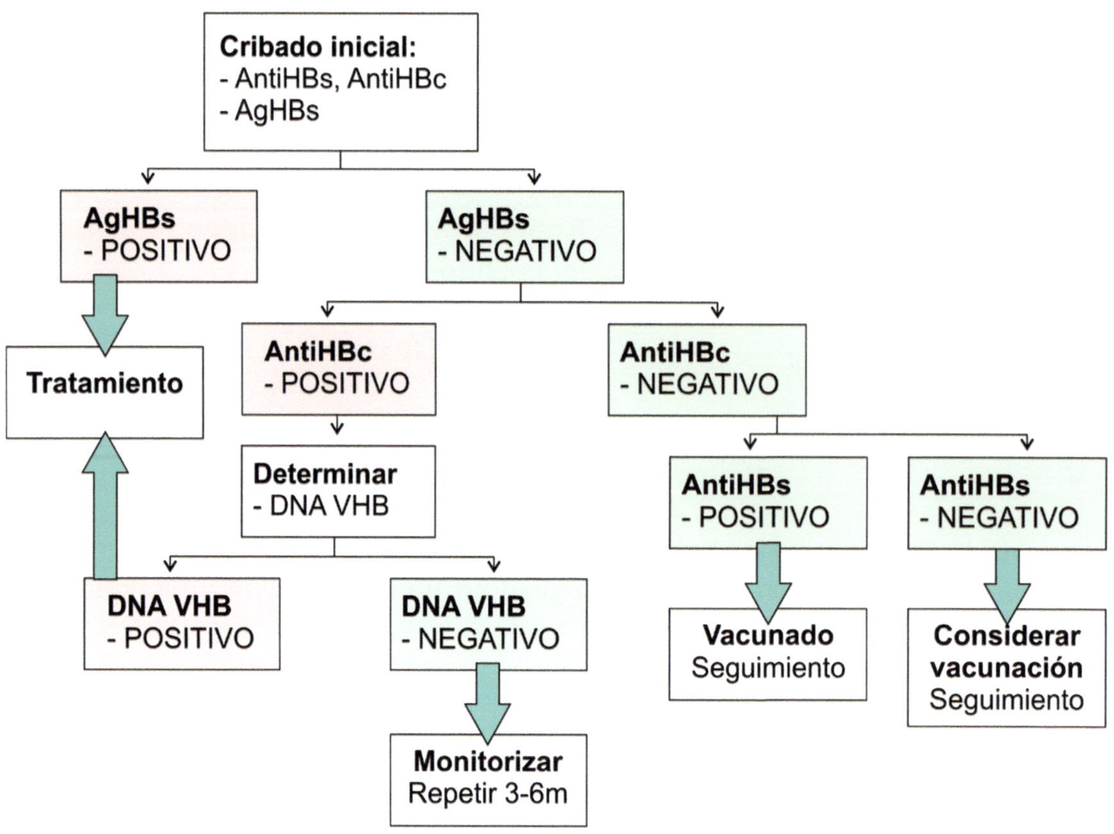

<table>
<tr><td colspan="2">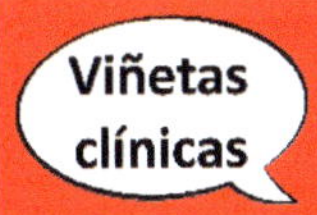
Viñetas clínicas</td><td>Los datos más habituales en la historia clínica, la exploración física o las pruebas complementarias de las **HEPATITIS**</td></tr>
</table>

¿Cuándo sospechar..	Síntomas más habituales	Signos más habituales	Pruebas complementarias
hepatitis?	- Malestar general - Náuseas - Vómitos - Anorexia - Distermia - Postración - Dolor abdominal	- Fiebre - Diarrea - Ictericia (más llamativa en infección por VHA) - VHA: Rash y artralgias - VHE: alteraciones neurológicas - VHB: panarteritis nodosa (PAN), Glomerulonefritis membranosa - VHC: Artralgias, Crioglobulinemia, Porfiria cutánea tardía, glomerulonefritis membranoproliferativa, Linfoma B No Hodking.	**Laboratorio**: - Elevación de transaminasas (GOT, GPT) - Hiperbilirrubinemia - Elevación de enzimas colestasis (GGT, Fosfatasa alcalina) - Coagulopatía **Imagen**: - Ecografía hepática - Elastografía de transición-FribroScan **Otras pruebas**: - Serología para virus - Biopsia hepática
Situaciones especiales	- Diferenciar infecciones agudas de crónicas por la serología - Existen otros virus, distintos de los clásicos hepatotropos, que también pueden causar hepatitis agudas: Virus de Epstein-Barr (VEB), citomegalovirus (CMV), Virus Herpes Simple (VHS), virus varicela zoster (VVZ), parvovirus B19, SARS-CoV-2.		
Diagnóstico diferencial	Hepatitis por tóxicos (alcohólica), por fármacos, bacterianas, cuadros de origen biliar, hepatitis isquémica, metabólicas (Enfermedad de Wilson), hepatitis autoinmune, esteatohepatitis no alcohólica.		

4.8 Meningitis y otras infecciones del sistema nervioso central

> El término **meningitis** hace referencia a la inflamación de las leptomeninges y del líquido cefalorraquídeo (de causa infecciosa, inflamatoria o química).
> La **encefalitis** es la inflamación del parénquima cerebral, con la consecuente disfunción de este. Se suele acompañar de una reacción meníngea, lo que se conoce como **meningoencefalitis**.

La mayoría de meningitis agudas bacterianas están causadas por *Streptococcus pneumoniae*, *Neisseria meningitidis, Streptococcus agalactiae*, *Haemophilus influenzae* tipo b (en niños) y *Listeria monocytogenes* (esta última en >55 años y sujetos con inmunodeficiencia celular).

Las manifestaciones clínicas más frecuentes son:

- Fiebre
- Cefalea
- Rigidez de nuca
- Disminución del nivel de conciencia

Ante la sospecha de meningitis debe realizarse una **punción lumbar** (PL), excepto en los casos en los que se piense que puede existir un aumento de la presión intracraneal que pueda conllevar riesgo de herniación cerebral. En estos casos previos a la punción se realizará una TC craneal. Se debe extraer siempre **hemocultivos**.

Las alteraciones típicas en el líquido cefalorraquídeo (LCR) en la meningitis aguda bacteriana son:

- Elevación de la presión de apertura
- Leucocitos >100 cels/μL

Proteínas >45 mg/dL

Disminución de la glucosa.

El tratamiento de la meningitis aguda bacteriana es una **urgencia médica** y debe realizarse lo antes posible, sin esperar a los resultados de la PL ni a la realización del TAC craneal.

El tratamiento empírico de la meningitis aguda bacteriana incluye:

	Adultos inmunocompetentes	**>55 años o enfermedades de base que aumenten el riesgo de infección por** *Listeria monocytogenes*
	Ceftriaxona + vancomicina.	+ Ampicilina

Antes de administrar los antibióticos se administrará una dosis de glucocorticoides.

La tuberculosis, los hongos (sobre todo *Crytococcus neoformans)* y la sífilis son las principales causas de meningitis subaguda y crónica.

Ante sospecha de encefalitis vírica debe realizarse una PCR de virus herpes simple (VHS) y administrarse aciclovir i.v., ya que la principal causa es el VHS.

En el absceso cerebral la punción lumbar está contraindicada y para su diagnóstico debe realizarse RM cerebral o TC.

La meningitis nosocomial suele presentarse a los 5-10 días de la implantación de dispositivos en el sistema nervioso central (SNC). La etiología más frecuente es *Staphylococcus spp*, bacilos gramnegativos y *Streptococcus* spp. Se recomienda tratamiento empírico con vancomicina y un betalactámico antipseudomónico.

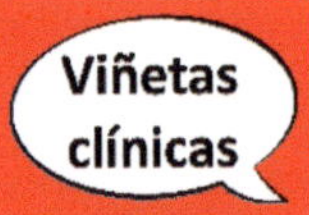

Los datos más habituales en la historia clínica, la exploración física o las pruebas complementarias de las **MENINGITIS**

¿Cuándo sospechar.. meningitis?	Síntomas más habituales	Signos más habituales	Pruebas complementarias
	• Cefalea • Náuseas • Obnubilación • Fotofia • Alteración del comportamiento	• Fiebre • Rigidez de nuca • Náuseas • Vómitos • Focalidad Neurológica • Epilepsia • Signos de Kernig y Brudzinski	**Laboratorio**: Análisis del líquido cefalorraquídeo • Bioquímica y contaje celular • Técnicas microbiologícas; cultivos, detección de material genómico mediante detección molecular **Imagen**: • TC de cráneo • Resonancia magnética **Otros**: • Electroencefalograma
Presentación atípica	• En pacientes inmunodeprimidos la evolución puede ser subclínica. • La meningitis **subaguda** es la que presenta un tiempo de evolución desde días a 4 semanas. • La **crónica** supera las 4 semanas y presenta pleocitosis en el LCR. Hasta el 50% de los casos no se llega al diagnóstico. Sus principales agentes etiológicos son bacterias atípicas e infecciones fúngicas.		
Diagnóstico diferencial	Neoplasias sólidas, linfomas y leucemias, hemorragia subaracnoidea, fármacos, vasculitis con afectación cerebral, sarcoidosis.		

4.9 Infecciones de la piel y partes blandas

> Son las infecciones de la piel y de los tejidos profundos secundarias a un foco cutáneo.
> Las **celulitis** se corresponden con la infección de la piel que compromete el tejido conjuntivo subcutáneo.

Staphylococcus aureus y *Streptococcus* spp. son los principales microorganismos causantes de infecciones de la piel y tejidos blandos. El tratamiento antibiótico empírico de estas infecciones deberá ir dirigido frente a *Staphylococcus aureus*, a no ser que los datos clínico-epidemiológicos sugieran otra etiología.

Los abscesos cutáneos con fluctuación precisan **drenaje quirúrgico**. Si el absceso es mayor de 2 cm. se aconseja prescribir antibióticos, que deben ser activos frente a *Staphylococcus aureus* (cloxacilina, amoxicilina-clavulánico, clindamicina…). Es útil distinguir entre infecciones cutáneas:

- no necrotizantes (erisipela, celulitis, piomiositis)
- necrotizantes (celulitis, fascitis, mionecrosis).

Se debe de sospechar una infección de piel y partes blandas necrotizante ante cuadros de dolor intenso, con fiebre, toxicidad sistémica, bullas hemorrágicas, necrosis cutánea, o crepitación. En estos casos la **exploración quirúrgica** inmediata es esencial para el diagnóstico y tratamiento junto con los antibióticos.

En infecciones cutáneas con toxicidad sistémica grave el tratamiento antibiótico empírico debe ir dirigido frente a grampositivos, gramnegativos y anaerobios (p.ej.: un carbapenémico o piperacilina/tazobactam más un antibiótico activo frente a *Staphylococcus aureus* resistente a la meticilina más clindamicina).

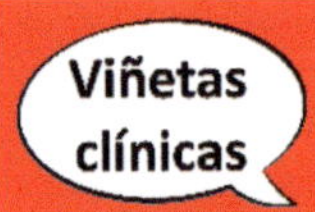

<table>
<tr><td colspan="2">Viñetas clínicas</td><td colspan="3">Los datos más habituales en la historia clínica, la exploración física o las pruebas complementarias de las
INFECCIONES de PIEL y PARTES BLANDAS</td></tr>
<tr><td>¿Cuándo sospechar..</td><td>Síntomas más habituales</td><td>Signos más habituales</td><td>Pruebas complementarias</td></tr>
<tr><td>Infección de piel y partes blandas?</td><td><ul><li>Dolor en la zona de la infección</li><li>Prurito</li></ul></td><td><ul><li>Eritema</li><li>Fiebre</li><li>Flebitis asociada</li><li>Supuración</li><li>Crepitación</li><li>Gangrena</li><li>Necrosis en lesiones extensas</li></ul></td><td>Microbiológicas:<ul><li>Cultivos de exudados, aspirados y del material de desbridamiento</li><li>Hemocultivos</li></ul>Imagen:<ul><li>Ecografía</li><li>Tomografía computerizada</li><li>Resonancia magnética</li></ul></td></tr>
<tr><td>Situaciones especiales</td><td colspan="3"><ul><li>Pie diabético. El 25% de los pacientes diabéticos presentará lesiones en las zonas de presión de los pies a consecuencia de los cambios tróficos, la neuropatía, alteraciones en la circulación. Con gran frecuencia estás úlceras podrán infectarse, y por extensión afectar a tejidos adyacentes y a hueso.</li><li>Úlceras por presión: Aparecen en pacientes con encamamiento, baja movilidad en zonas de presión. Se ha de sospechar infección en casos de eritema periorificial, secreción purulenta. Puede no cursar con fiebre.</li></ul></td></tr>
<tr><td>Diagnóstico diferencial</td><td colspan="3">Lipodermatosclerosis, dermatitis de estasis, hematomas, trombosis venosas superficiales y profundas, dermatitis de contacto, lesiones vasculares, psoriasis, impétigo apolloso, otras enfermedades autoinmunes.</td></tr>
</table>

4.10 Osteomielitis e infección asociada a prótesis articular

> Se denomina **osteomielitis** a la infección del hueso, y a la asociada a prótesis cuando la infección se asienta sobre el material protésico, la posterior extensión al hueso y partes blandas adyacentes.

Las osteomielitis pueden producirse por:

- Vía hematógena
- Contigüidad a partir de la piel o de una articulación próxima
- Inoculación directa en el hueso por la cirugía o traumatismo.

Staphylococcus aureus es el principal microorganismo implicado, seguido en frecuencia por estafilococos coagulasa negativos (ECN) y bacilos gramnegativos.

El dolor sobre el hueso afecto es la manifestación clínica más frecuente. Pueden existir signos inflamatorios locales (con tractos de drenaje en formas crónicas) o fiebre acompañante.

Ante la sospecha de osteomielitis debe realizarse una radiografía ósea y análisis de sangre en busca de leucocitosis, elevación de velocidad de sedimentación globular (VSG) o proteína C reactiva (PCR) y hemocultivos. Aunque todas estas pruebas pueden ser negativas.

La RM es la técnica más sensible y específica para diagnosticar osteomielitis.

Si los **hemocultivos** son negativos debe obtenerse **tejido óseo**, mediante cirugía abierta o por biopsia percutánea con guía radiológica, para estudio anatomopatológico y microbiológico. Es muy importante conseguir la identificación microbiológica del patógeno responsable de la infección antes de iniciar el tratamiento antibiótico.

El tratamiento de la osteomielitis suele requerir la combinación de **cirugía** para eliminar el hueso necrótico y **antibióticos** (según el microorganismo causal) durante un tiempo variable, pero que de forma clásica se extiende hasta al menos 6 semanas. Con frecuencia, tras un mínimo de 2 semanas de administración de los antibióticos por vía **intravenosa**, éstos pueden darse por vía **oral** hasta completar el tratamiento.

Algunos casos de osteomielitis (p.ej. formas agudas hematógenas en fases iniciales) curarán con tratamiento antibiótico sin necesidad de cirugía.

Entre las complicaciones asociadas a la colocación de una prótesis articular destacan la movilización aséptica, la infección, y las luxaciones o fracturas de la prótesis o del hueso.

La incidencia de la infección protésica articular es baja oscilando entre el 0,8-1,9% y entre el 0,3-1,7% de las artroplastias primarias de rodilla y cadera respectivamente.

Los microorganismos grampositivos (ECN, *Sthaphylococcus aureus,* enterococos y estreptococos) constituyen más de la mitad de los casos.

Existe una estrecha interacción, que influye sobre el desarrollo de la infección de las prótesis articulares, entre:

- El microorganismo involucrado (tipo, factores de virulencia)
- La respuesta inmunológica del hospedador (reducción de la capacidad bactericida de los leucocitos o de la capacidad opsonizante del complemento)
- El implante (material, superficie, forma).

La presencia de **biofilms o biopelículas**[1] constituye un factor fundamental para la persistencia de la infección ya que los microorganismos que forman biofilms son extremadamente resistentes a la acción antibiótica.

Existen diversas clasificaciones clínicas en función del tiempo de aparición y el contexto clínico. Una de las más empleadas es la propuesta por Tsukayama:

	Forma clínica de osteomielitis	Porcentaje sobre el total
I.	Cultivos intraoperatorios positivos	5%
II.	Infecciones postoperatorias tempranas	35%
III.	Hematógena aguda	10%
IV.	Tardía Crónica	50%

El objetivo del tratamiento es buscar la erradicación del microorganismo sin perjudicar la funcionalidad de la prótesis y la calidad de vida del paciente.

En el manejo quirúrgico que siempre va acompañado de un tratamiento antibiótico, existen diferentes modalidades según la presentación o el tipo de microorganismo implicado.

---

[1]   Comunidades de microorganismos que crecen embebidos en una matriz extracelular protectora que está adherida a una superficie inerte, como el tejido protésico, o a un tejido vivo.

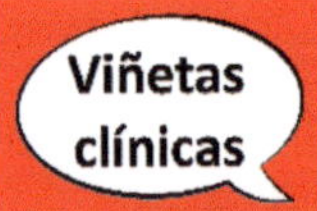

Los datos más habituales en la historia clínica, la exploración física o las pruebas complementarias de las **OSTEOMIELITIS**

¿Cuándo sospechar..	Síntomas más habituales	Signos más habituales	Pruebas complementarias
osteomielitis?	• Dolor local • Impotencia funcional en la localización afecta	• Fiebre • Tumefacción local • En caso de infección sobre material protésico: limitación funcional de la prótesis	**Laboratorio**: • ↑↑ reactantes de fase aguda **Microbiología**: • Hemocultivos • Cultivo de líquido procedente de fístulas locales, de material protésico tras desbridamiento **Imagen**: • Radiología simple • Tomografía computerizada • Resonancia magnética • Ecografía
Situaciones especiales	• La **artritis séptica** es una infección de la articulación y del tejido sinovial. La presentación más frecuente es monoarticular y la localización más habitual, la rodilla (50%), seguida de la cadera (25%) y el hombro. Se trata de cuadros habitualmente agudos caracterizados por dolor articular inflamatorio que aumenta con la movilización, impotencia funcional y muchos casos fiebre		
Diagnóstico diferencial	Traumatismo, disfunción protésica, infarto óseo, tumores óseos o de partes blandas adyacentes, histiocitosis, colagenosis, granuloma eosinófilo, quistes óseos, enfermedad de células falciformes, artritis reumatoidea juvenil.		

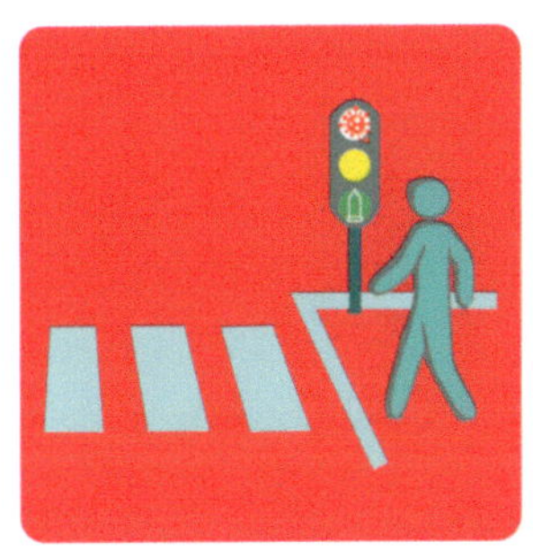

Infecciones asociadas a situaciones especiales

5. Infecciones asociadas a situaciones especiales

5.1 Infecciones de transmisión sexual

Más de 30 microorganismos producen infecciones de transmisión sexual (ITS) y con frecuencia un paciente presenta infección por más de un agente.

Es esencial incluir en la anamnesis la valoración de los hábitos sexuales de forma rutinaria, lo que nos permitirá orientar la prevención y el diagnóstico de las ITS.

Ante una probable ITS se debe establecer inicialmente un diagnóstico sindrómico. Los principales síndromes son:

- Uretritis en el varón
- Úlceras genitales
- Infecciones en la mujer con secreción vaginal anormal
- Infecciones de las células epiteliales
- Ectoparasitosis.

Aunque en muchos casos estos síndromes son tratados de forma empírica, si se dispone de medios, es conveniente realizar un diagnóstico etiológico antes de iniciar el tratamiento. En todos los casos se aconseja realizar serología frente a virus de la inmunodeficiencia humana (VIH) y *Treponema pallidum*, con un seguimiento posterior en función de los periodos de incubación.

La mayoría de las ITS son autolimitadas o fácilmente tratables con antimicrobianos. Sin embargo, algunas pueden presentar graves complicaciones, como p.ej. sífilis no tratada, VIH o tipos oncogénicos del virus del papiloma humano (VPH).

Existen medidas eficaces para reducir el impacto de las ITS

- Educación sanitaria
- Vacunación frente a VPH y virus de la hepatitis B (VHB)
- Consejos para la reducción del riesgo
- Uso de preservativos
- Profilaxis pre-exposición para VIH
- Profilaxis post-exposición para ITS bacterianas y VIH
- Tratamiento de los contactos.

Cuando se diagnostica a un paciente de una ITS es necesario tratar de detectar dicha infección en las parejas sexuales (contactos) del paciente.

5.2 Infecciones relacionadas con la asistencia sanitaria

Las infecciones relacionadas con la asistencia sanitaria engloban a las infecciones adquiridas en el hospital (**nosocomiales**) y a infecciones en pacientes no hospitalizados que han recibido una serie de **cuidados sanitarios**.

Del 5 al 10% de los pacientes que ingresan en el hospital adquirirán una infección como consecuencia de su hospitalización.

La etiología de las infecciones adquiridas en el hospital difiere de las infecciones comunitarias fundamentalmente en que los microorganismos causales presentan mayores tasas de resistencia a los antibióticos y en que determinados microorganismos son más frecuentes (SARM, *Pseudomonas aeruginosa, Acinetobacter baumannii,* etc.).

Las principales infecciones adquiridas en el hospital son:

- Infecciones del sitio quirúrgico
- Neumonías
- Infecciones urinarias (principalmente asociadas a sonda vesical)
- Bacteriemias
- Diarrea por *Clostridioides difficile*.

Casi todas las infecciones nosocomiales se pueden prevenir. El **lavado de las manos** es la medida aislada más importante para prevenir las infecciones adquiridas en el hospital.

La aplicación rigurosa de medidas de intervención, basadas en la evidencia, son útiles para disminuir las infecciones de catéter venoso central, neumonías asociadas a ventilador, infecciones del sitio quirúrgico e infecciones urinarias.

5.3 Infecciones en el paciente receptor de un trasplante

Se debe sospechar una infección ante todo paciente receptor de un trasplante que presente fiebre o deterioro del injerto.

Las infecciones en el paciente receptor de un trasplante son frecuentes y su etiología y forma de presentación varía según:

a) Tipo de trasplante:
      a. Células madre hematopoyéticas (neutropenia precoz)
      b. Órgano sólido (inmunodeficiencia de por vida)
b) Periodo de tiempo transcurrido tras el trasplante.

Es útil dividir el periodo post-trasplante de órgano sólido en 3 periodos:

Primer mes	Segundo a sexto mes	Más de 6 a 12 meses
Infecciones nosocomiales y preexistentes en el donante o receptor	Infecciones oportunistas: *Pneumocystis jirovecii,* citomegalovirus (CMV), otros virus herpes…	Patógenos habituales en la comunidad

Las medidas para prevenir la infección comienzan antes del trasplante y comprenden:

- Vacunación
- Elección del fármaco inmunosupresor
- Profilaxis antimicrobiana
- Seguimiento de infecciones latentes para iniciar un tratamiento antes de la aparición de la clínica.

La obtención de muestras biológicas para estudio microbiológico, si es preciso mediante procedimientos invasivos, es esencial para establecer un diagnóstico y orientar el tratamiento.

Debido al uso de nuevos inmunosupresores y quimioprofilaxis el espectro de las infecciones está cambiando, de tal forma que infecciones clásicas (p.ej. infección/enfermedad por CMV, infección por *Pneumocystis jirovecii*) son menos frecuentes y otras están aumentando (poliomavirus, patógenos multirresistentes y neoplasias).

5.4 Infecciones en el paciente que regresa del trópico

El objetivo fundamental, más que llegar a un diagnóstico de certeza en todos los casos, es reconocer o descartar aquellas enfermedades:

- que tienen una elevada morbimortalidad (malaria, fiebre tifoidea, etc.)
- que representan un peligro para la salud pública (fiebre hemorrágica viral, tuberculosis, etc.).

No toda fiebre al regreso del trópico ha de tener un origen tropical, ya que otras enfermedades infecciosas y no infecciosas pueden coincidir accidentalmente con un viaje.

A menudo se trata de una infección común (respiratoria, urinaria, etc.). Si el paciente procede de áreas donde existe transmisión **palúdica** debe buscarse y descartarse siempre esta enfermedad.

La fiebre relacionada con el viaje puede comenzar muchos meses después del regreso, por lo que se debe preguntar por antecedentes de viaje a todos los enfermos febriles.

Pueden existir casos de infecciones tropicales sin antecedentes de viaje, como es el caso de la malaria de los aeropuertos.

La aproximación inicial al paciente consiste en la realización de una historia clínica detallada que incluya:

- El destino
- Las vacunaciones y quimioprofilaxis antipalúdica recibidas
- Las exposiciones y actividades realizadas durante el viaje
- El período de incubación, la duración y patrón de la fiebre.

En pacientes que vuelven del trópico han de tenerse en cuenta también las infecciones "cosmopolitas" o habituales en el mundo occidental, no solo las "tropicales", ya que las primeras pueden llegar a causar el 34% de las fiebres evaluadas en viajeros procedentes del trópico.

En la exploración física se buscarán signos de gravedad que obligan al ingreso urgente (hipotensión, taquipnea, disminución del nivel de conciencia...)

Tras la evaluación inicial del paciente con fiebre nos plantearemos si ha de ingresar, las pruebas diagnósticas pertinentes y el tratamiento apropiado.

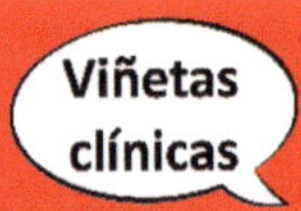

Esquema de actuación ante un paciente con fiebre que regresa del trópico

	Acciones a realizar
Historia clínica Anamnesis detallada que incluye:	**Presentación clínica** - Duración y patrón de la fiebre (valorar tiempo incubación) - Síntomas asociados, anamnesis por aparatos (cefalea, mialgias, artralgias, síntomas respiratorios, gastrointestinales, etc.) **Factores de exposición propios del viaje** - Plan del viaje, países visitados y actividades realizadas: 　o Motivo del viaje (visita a familiares, larga estancia…) 　o Consumo de alimentos crudos, poco cocidos, lácteos 　o Contacto con agua dulce (paseo por arrozales, rafting, nadar en lagos o en agua caliente…) 　o Contacto directo con tierra 　o Contacto con animales o personas enfermas 　o Relaciones sexuales sin protección 　o Exposición a artrópodos 　o Visita a cuevas 　o Historia de transfusiones 　o Uso de drogas intravenosas **Inmunizaciones y profilaxis** - ¿Realizó inmunizaciones previas y profilaxis antipalúdica? **Antecedentes patológicos** - Enfermedades crónicas previas y medicación actual
Exploración física completa	**Signos vitales** - Temperatura, frecuencia cardíaca, presión arterial, frecuencia respiratoria. - Identificar tempranamente signos clínicos que indiquen gravedad: 　o Inestabilidad hemodinámica, 　o Dificultad respiratoria, 　o Enfermedad hemorrágica, 　o Alteración neurológica

	Acciones a realizar
	Evaluación general - Estado de conciencia, signos de deshidratación, exantemas **Examen por sistemas** - Cabeza y cuello: linfadenopatías, ictericia, signos meníngeos - Respiratorio: auscultación pulmonar - Cardiovascular: auscultación cardíaca - Abdominal: hepatomegalia, esplenomegalia, dolor a la palpación - Neurológico: signos focales, rigidez de nuca - Examen cutáneo extenso

Pruebas complementarias	**Laboratorio**
	- Hemograma completo con fórmula leucocitaria
	- Bioquímica completa: función hepática y renal, electrolitos
	- PCR y VSG. Coagulación
	- Sistemático y sedimento de orina
	- Cultivos: Hemocultivos, valorar urocultivos si hay síntomas urinarios, coprocultivos/parásitos en heces
	- Pruebas rápidas y/o frotis de sangre para malaria
	- Pruebas serológicas
	   o Específicas según sospecha clínica (Dengue, Chikungunya, Zika, leptospirosis, etc.)
	   o Serología VIH
	
	Pruebas de imagen
	- Radiografía de tórax si hay síntomas respiratorios
	- Ecografía abdominal si hay dolor abdominal, hepatomegalia, o esplenomegalia
	- TAC o RMN según hallazgos clínicos y evolución del paciente

Notificación del caso	En caso de confirmación y según la normativa local para enfermedades de declaración obligatoria (malaria, fiebre amarilla, etc.)

Material adicional:

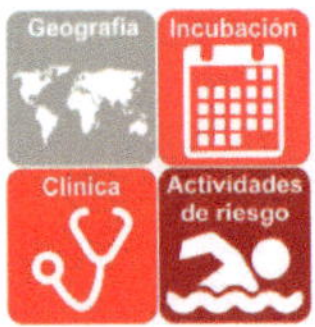

Actuación ante el paciente viajero que retorna con fiebre

4 pistas para sospechar la etiología en la fiebre del viajero que retorna

Versión 2.0 Actualizada a 25 de julio de 2024

por **Tutorgyto**

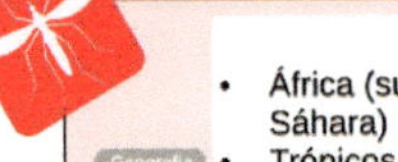
Malaria / Paludismo

Descarta malaria en todo viajero que retorno del trópico con fiebre ¡¡¡SIEMPRE!!!

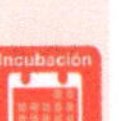 **Geografía** • África (sub-Sáhara) • Trópicos En menor medida: *Asia, Sudamérica*	**Incubación** La mayoría en <u>1º mes</u> tras el viaje Pero puede llegar a 6-12 meses tras el viaje.	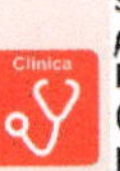 **Clínica** FIEBRE (*hasta 50% sin fiebre a la presentación*) Las formas clásicas (terciana,...) son poco habituales. malestar, cefalea, mialgias, artralgias...	 **Actividades de riesgo** • No tomar quimioprofilaxis • No usar repelente • No usar ropa adecuada • Dormir sin mosquiteras o al aire libre

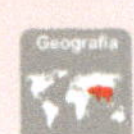
Fiebre entérica (tifoidea)

Los HEMOCULTIVOS son diagnósticos en el 50-70% de los casos

Geografía • Sudeste asiático • Sur de Ásia En menor medida: *África subsahariana, Caribe y Sudamérica*	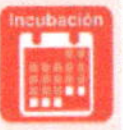 **Incubación** Habitualmente incubación entre 1 y 3 semanas (hasta 2 meses)	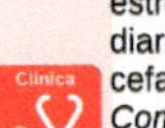 **Clínica** FIEBRE, escalofríos bradicardia estreñimiento o diarrea cefalea, tos seca *Complicaciones (>2 sem): sangrado digestivo, perforación, alteración sueño, encefalitis*	 **Actividades de riesgo** • Viajeros que viajan para visitar familia o conocidos • Tomar comida de puestos callejeros, agua "no tratada" • Compartir vajilla, cubertería, etc

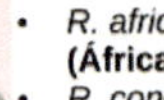
Ricketsiosis

Nota: Formas endémicas en España

Geografía • *R. africae* **(África)** • *R. conorii* **(Mediterraneo)** • *R. rickettsii* **(América)** • ...	 **Incubación** Habitualmente incubación entre 5 y 7 días (hasta 14 días)	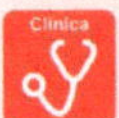 **Clínica** **FIEBRE**, dolor de cabeza, mialgias, rash cutáneo, "tache noire" (escara de inoculación y adenopatía local) 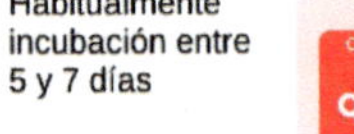	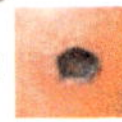 **Actividades de riesgo** Picadura de artrópodo: • *R. africae* (garrapata) • *R. conorii* (garrapata) • *R. rickettsii* (garrapata)

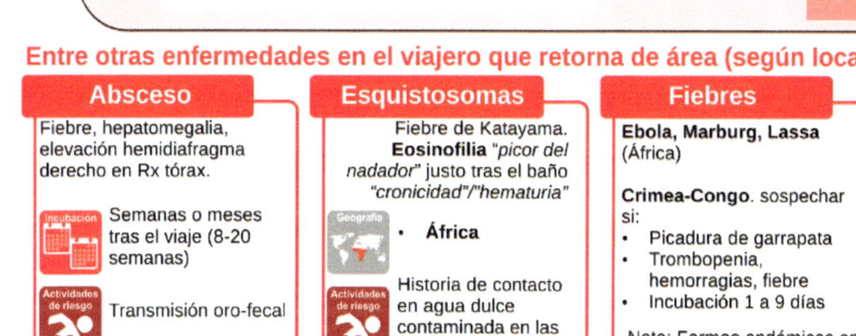

Entre otras enfermedades en el viajero que retorna de área (según localización geográfica)

Absceso

Fiebre, hepatomegalia, elevación hemidiafragma derecho en Rx tórax.

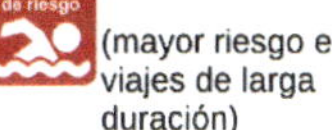

Semanas o meses tras el viaje (8-20 semanas)

Transmisión oro-fecal

Esquistosomas

Fiebre de Katayama. **Eosinofilia** *"picor del nadador"* justo tras el baño *"cronicidad"/"hematuria"*

• **África**

Historia de contacto en agua dulce contaminada en las 4-6 semanas previas

Fiebres

Ebola, Marburg, Lassa (África)

Crimea-Congo. sospechar si:
• Picadura de garrapata
• Trombopenia, hemorragias, fiebre
• Incubación 1 a 9 días

Nota: Formas endémicas en España de Crimea-Congo

Fiebre amarilla

Fase inicial síntomas inespecíficos seguida de remisión y posterior fase con fracaso renal y hepático

• **África**
• **Sudamérica (tropical)**

Paciente NO VACUNADO Picadura de mosquito.

Otras enfermedades a considerar en el viajero que retorna (localización universal)

VIH

Siempre hay que tener en cuenta la posibilidad de infecciones de transmisión sexual

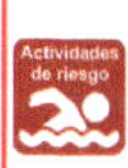

Relaciones sexuales de riesgo

(mayor riesgo en viajes de larga duración)

Fiebre Q

Gran parte de los casos tienen presentaciones leves. Fiebre, neumonía, hepatitis. Endocarditis

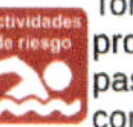

La mayoría de los casos en relación con inhalación de polvo contaminado con esporas (ovejas, cabras, vacuno, granjas,...)

Brucelosis

De 2 a 4 semanas tras la exposición. Fiebre, sudor nocturno, adenopatías... Complicaciones: Artritis, sacroilitis, orquitis...

Toma de leche o productos lacteos no pasteurizados o en contacto directo con animales

Tuberculosis

Tos de semanas de evolución, fiebre, febrícula, sudores nocturnos, pérdida de peso.

Periodo de incubación largo (> 3 meses).

Siempre considerar en inmunocomprometidos, VIH.

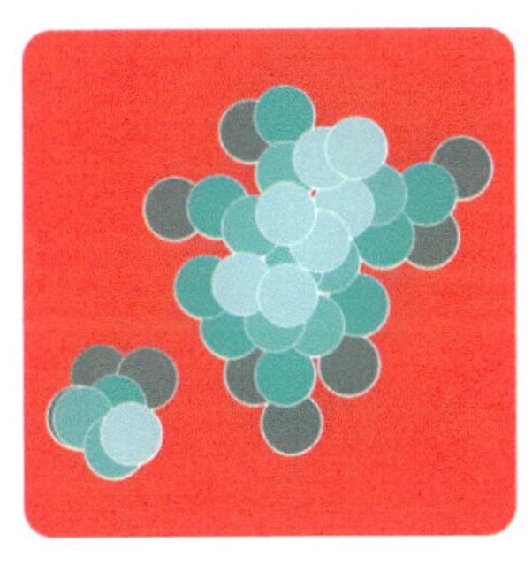

Microorganismos patógenos: bacterias

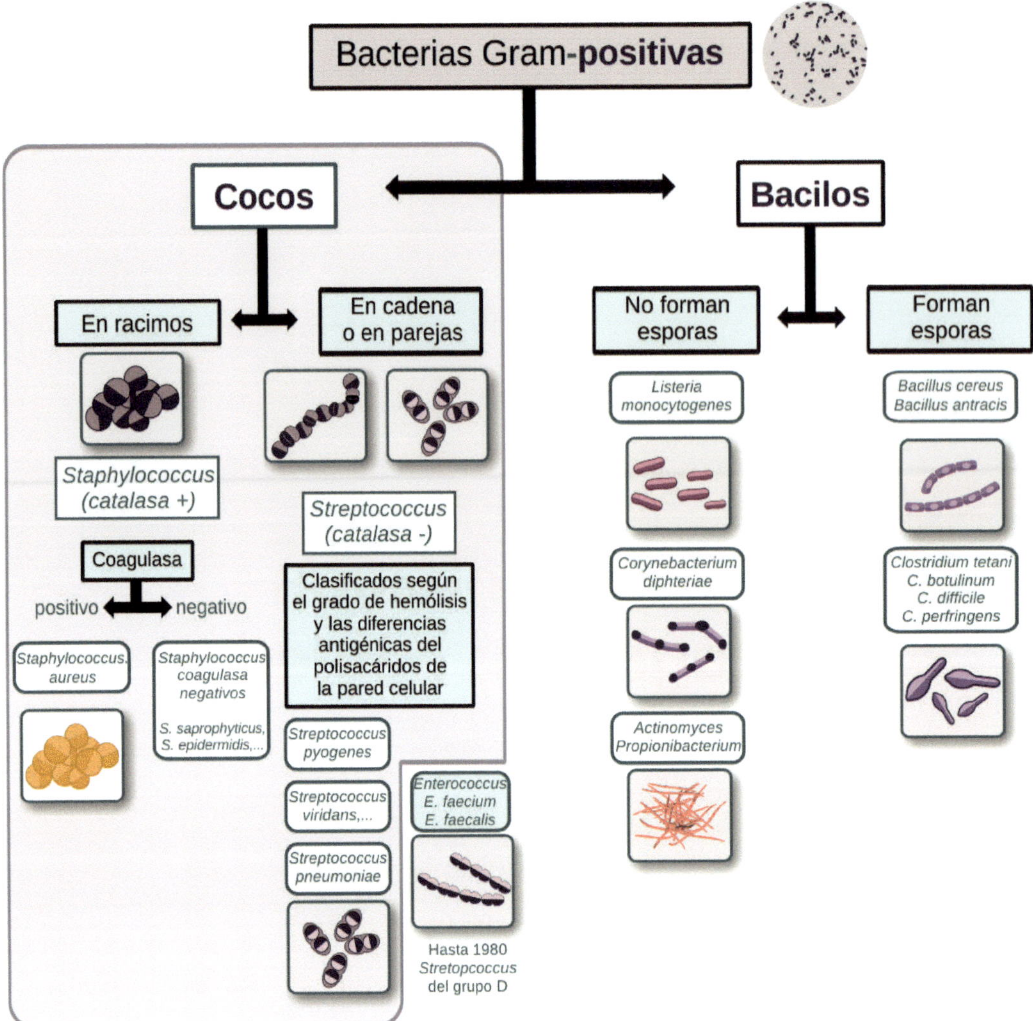

Bacterias Gram-positivas

Cocos

Bacilos

En racimos

En cadena
o en parejas

No forman
esporas

Forman
esporas

Staphylococcus
(catalasa +)

Coagulasa

positivo   negativo

Staphylococcus
aureus

Staphylococcus
coagulasa
negativos

S. saprophyticus,
S. epidermidis,...

Streptococcus
(catalasa -)

Clasificados según
el grado de hemólisis
y las diferencias
antigénicas del
polisacáridos de
la pared celular

Streptococcus
pyogenes

Streptococcus
viridans,...

Streptococcus
pneumoniae

Enterococcus
E. faecium
E. faecalis

Hasta 1980
Stretopcoccus
del grupo D

Listeria
monocytogenes

Corynebacterium
diphteriae

Actinomyces
Propionibacterium

Bacillus cereus
Bacillus antracis

Clostridium tetani
C. botulinum
C. difficile
C. perfringens

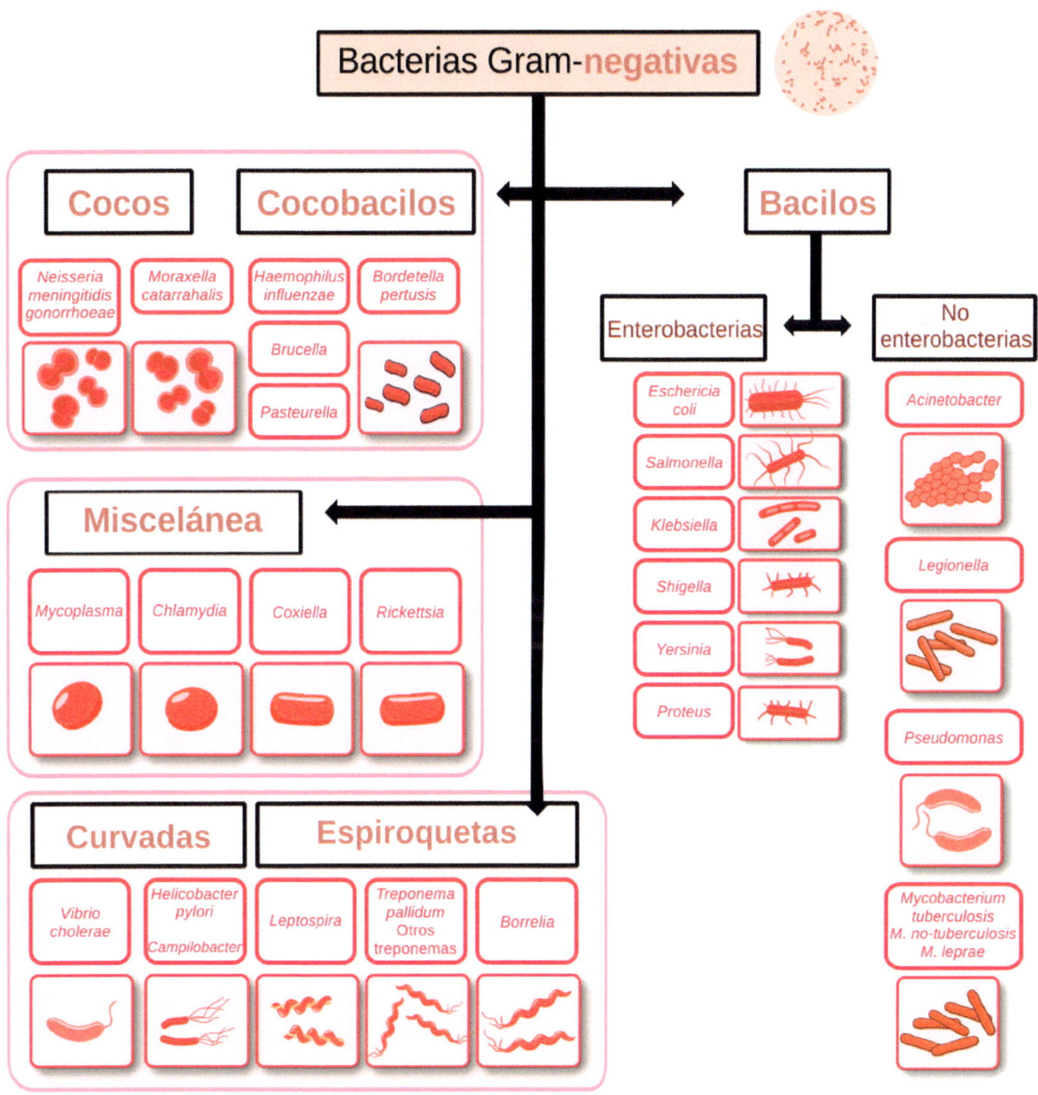
Bacterias Gram-negativas
Cocos
Cocobacilos
Bacilos
Neisseria meningitidis gonorrhoeae
Moraxella catarrahalis
Haemophilus influenzae
Bordetella pertusis
Brucella
Pasteurella
Enterobacterias
No enterobacterias
Eschericia coli
Salmonella
Klebsiella
Shigella
Yersinia
Proteus
Acinetobacter
Legionella
Pseudomonas
Mycobacterium tuberculosis
M. no-tuberculosis
M. leprae
Miscelánea
Mycoplasma
Chlamydia
Coxiella
Rickettsia
Curvadas
Espiroquetas
Vibrio cholerae
Helicobacter pylori
Campilobacter
Leptospira
Treponema pallidum
Otros treponemas
Borrelia

6. Microorganismos patógenos: bacterias

6.1 Infecciones estafilocócicas

Staphylococcus aureus es una de las primeras causas de infecciones bacterianas, tanto comunitarias como asociadas con la asistencia sanitaria. El resto de especies de estafilococos –denominados estafilococos coagulasa negativos– son causa frecuente de infecciones nosocomiales asociadas con catéteres y protésis.

Staphylococcus aureus produce

- Infecciones piogénicas
    o Las principales infecciones son las cutáneas y de tejidos blandos, musculoesqueléticas, neumonías, bacteriemias, endocarditis, protésicas…
- Intoxicaciones.
    o Intoxicación aguda alimentaria (la más frecuente)
    o Síndrome de la piel escaldada estafilocócica
    o Síndrome del shock tóxico.

Staphylococcus epidermidis y otros ECN ocasionan bacteriemias asociadas a catéteres e infecciones de prótesis, merced a su capacidad para formar biopelículas. Aunque su aislamiento en muchas ocasiones representa una mera contaminación.

El diagnóstico se sospecha por la clínica, pero requiere de pruebas microbiológicas para establecer el diagnóstico etiológico. La observación de cocos Gram positivos en racimo en una muestra biológica es sugestiva, pero el diagnóstico definitivo se establece por cultivo, que permitirá el estudio de resistencias. Un halo de inhibición <22 mm con un disco de cefoxitina sugiere *Staphylococcus aureus* resistente a meticilina (SARM).

El tratamiento de las infecciones estafilocócicas se basa en la incisión quirúrgica y drenaje de las colecciones purulentas, retirada de cuerpos extraños y administración de antibióticos.

Los principales antibióticos para el tratamiento de las infecciones por *Staphylococcus aureus* sensible a la meticilina son:

	Vía parenteral	**Vía oral**
	Cloxacilina y cefazolina	Cloxacilina y cefalexina

Los principales antibióticos para el tratamiento de las infecciones por SARM son:

	Vía parenteral	**Vía oral**
	Vancomicina, daptomicina o teicoplanina	Linezolid, tedizolid, clindamicina, doxiciclina y trimetropim-sulfametoxazol (TMP-SMX) (requieren estudio de sensibilidad).

Otros nuevos antibióticos de administración parenteral, con actividad frente a SARM son: las cefalosporinas de 5ª generación ceftarolina y ceftobiprol y los lipoglicopéptidos dalbavancina y oritavancina.

6.2 Infecciones estreptocócicas y enterocócicas

Streptococcus pyogenes o *Streptococcus* del grupo A (SGA)

SGA produce del 15 al 30% de las faringitis exudativas en los niños de edad escolar. Es siempre sensible a la penicilina y su tratamiento con penicilina es esencial para prevenir la aparición de la **fiebre reumática** aguda.

La faringitis estreptocócica suele cursar con temperatura >38ºC, exudado amigdalar o adenopatías cervicales anteriores. Frente a la infección bacteriana, son sugestivos de una etiología vírica la presencia de: rinorrea, tos, conjuntivitis, ronquera, estomatitis anterior, lesiones vesiculosas o úlceras aisladas y diarrea.

El diagnóstico se confirma mediante cultivo bacteriano o por técnicas de detección rápida de antígenos en el exudado faríngeo. Recientemente se están introduciendo las pruebas de amplificación de ácidos nucleicos.

Los SGA son una causa frecuente de infecciones cutáneas (impétigo, celulitis…), pueden producir infecciones sistémicas (bacteriemias, neumonía) y ocasionalmente cuadros muy graves (fascitis necrotizante, síndrome del shock tóxico estreptocócico…). El diagnóstico y la exploración quirúrgica precoz son esenciales en el tratamiento y pronóstico de la fascitis necrotizante.

Streptococcus agalactiae o *Streptococcus* del grupo B (SGB)

SGB ocasiona sepsis en los recién nacidos y lactantes, infección urinaria en el embarazo, sepsis durante el parto y celulitis e infecciones invasivas en ancianos o pacientes con enfermedades asociadas. Se recomienda quimioprofilaxis con penicilina durante el parto a las mujeres con colonización anogenital por SGB o con alto riesgo de sepsis neonatal.

Estreptococos del grupo viridans

Los estreptococos del grupo viridans constituyen la primera causa de endocarditis bacteriana subaguda.

Enterococos

La mayoría de las infecciones enterocócicas están producidas por *Enterococcus faecalis* (80-90%) y *Enterococcus faecium* (5-10%). Son una causa importante de infecciones nosocomiales y producen también infecciones en la comunidad, sobre todo relacionadas con la asistencia sanitaria en pacientes debilitados o con comorbilidad.

Las principales infecciones enterocócicas son las urinarias, bacteriemias, endocarditis, infecciones intraabdominales e infecciones de piel y partes blandas.

La **ampicilina** es el tratamiento de elección en la mayoría de las infecciones enterocócicas (cepas sensibles). La resistencia a **vancomicina** de *Enterococcus faecium* se ha convertido en un problema importante en EE.UU, en estos casos las pautas de tratamiento incluyen ampicilina, daptomicina y linezolid.

La recomendación de tratamiento de la infección urinaria enterocócica es:

	ITU no complicada	ITU Complicada
	Ampicilina, fosfomicina o nitrofurantoína	Ampicilina, vancomicina, daptomicina, linezolid o levofloxacino.

El tratamiento de la endocarditis y la meningitis enterocócica requiere terapia antibiótica combinada. Las pautas de elección, si las cepas son sensibles, son:

	Endocarditis	Meningitis
	Ampicilina con ceftriaxona.	Ampicilina con ceftriaxona más gentamicina.

6.3 Infecciones neumocócicas

Streptococcus pneumoniae es un coco grampositivo que coloniza de forma intermitente la faringe del ser humano y que puede ocasionar enfermedad invasiva (primera causa de meningitis) y no invasiva (primera causa de neumonía y otitis media bacteriana).

El riesgo de enfermedad neumocócica está aumentado en niños <2 años, personas mayores de 65 años, y en determinadas situaciones: fugas de líquido cefalorraquídeo, tabaquismo, alcoholismo, enfermedades crónicas (neumopatías, cardiopatías, nefropatías, hepatopatías), asplenia, inmunodeficiencias (incluida la infección por VIH)…

El diagnóstico de la enfermedad neumocócica se ha basado en la identificación del microorganismo mediante tinción de Gram y cultivo en las muestras analizadas (sangre, esputo, LCR…) y en la detección de antígeno neumocócico en orina. Recientemente, se utilizan pruebas de amplificación de ácidos nucleicos mediante PCR en paneles múltiples para el diagnóstico de meningitis y neumonía.

La **penicilina** es el tratamiento de elección de las cepas sensibles. La resistencia a la penicilina está mediada por alteración en las *Penicilin-Binding-Proteins* (PBP) y los puntos de corte de la Concentración Mínima Inhibitoria (CMI) a penicilina difieren según se trate o no de meningitis.

La **amoxicilina** 1g VO cada 8h es el tratamiento de elección de la neumonía neumocócica no grave que se trata de forma ambulatoria. La ceftriaxona y la **vancomicina** son los antibióticos de elección en las infecciones invasoras, según su sensibilidad. Si se cambia a vía oral suele usarse **levofloxacino** o **moxifloxacino**.

Existen dos tipos de **vacunas** frente a neumococo:

- De polisacárido capsular 23 valente
- Vacunas conjugadas de polisacárido-proteína 7 –10-13 y 15-valente.

Las vacunas conjugadas producen una inmunidad duradera y pueden administrarse a lactantes. En los países en los que se ha extendido el uso de la vacuna la incidencia de enfermedad neumocócica está disminuyendo.

6.4 Infecciones por *Listeria monocitogenes*

Listeria monocytogenes es un bacilo grampositivo de transmisión alimentaria que ocasiona bacteriemias, meningitis y meningoencefalitis, sobre todo en personas con inmunodeficiencia (incluido el uso de corticoides), mujeres embarazadas y en las edades extremas de la vida.

En personas inmunocompetentes puede ocasionar una gastroenteritis aguda febril, que requiere medios de coprocultivo específicos para su diagnóstico.

La meningoencefalitis es la forma más frecuente de afectación del SNC, aunque a veces produce cerebritis aislada, abscesos cerebrales y romboencefalitis.

En la meningitis por *Listeria monocytogenes* el LCR presenta 100-5000 céls/mm3, con una proporción de linfocitos que puede superar el 25%, elevación de proteínas y puede haber glucosa baja. La tinción de Gram muestra microorganismos en el 30-40% casos, pero puede confundirse con otras bacterias.

El cultivo de sangre y LCR establece el diagnóstico etiológico de la listerosis invasiva, así como la PCR en el LCR en lugares donde esté disponible.

La **ampicilina** es el tratamiento de elección de la listeriosis y debe formar parte del tratamiento empírico de las meningitis en personas con riesgo elevado de listeriosis (niños, adultos >50 años e inmunodeprimidos). Se recomienda asociar **gentamicina** a **ampicilina** en los casos de endocarditis, afectación del SNC o inmunodeficiencia grave. En alérgicos a penicilina se recomienda **trimetoprim-sulfametoxazol.**

6.5 Difteria y otras infecciones por corinebactarias

La difteria es una enfermedad producida por *Corynebacterium diphteriae* que cursa con faringoamigdalitis, laringitis o lesiones ulceradas cutáneas. Las bacterias productoras de toxina pueden producir cuadros graves con miocarditis o neuritis.

La enfermedad es prevenible mediante **inmunización con toxoide**. Pero en los países en vías de desarrollo siguen produciéndose casos y hay riesgo de brotes en países desarrollados.

Se debe sospechar ante una persona procedente de una zona con casos de difteria que presente una faringitis exudativa (pseudomembrana), fiebre, disfonía, estridor o adenopatías cervicales. Hay formas cutáneas ulcerosas crónicas, que pueden estar cubiertas con una membrana grisácea.

El diagnóstico se establece mediante cultivo de una muestra respiratoria o cutánea y la comprobación de que se trata de una cepa productora de toxina. Conviene alertar al laboratorio de la sospecha de difteria.

El tratamiento consiste en administrar cuanto antes **antitoxina diftérica** y **eritromicina** o **penicilina**.

Para la prevención es esencial la **vacunación** sistemática en la infancia con toxoide, que se administra junto a toxoide tetánico y vacuna frente a la tosferina.

Otras especies de corinebacterias están ampliamente distribuidas en la naturaleza y producen infecciones en pacientes inmunodeprimidos (ej. *Corynebacterium jeikeium*).

Rhodococcus equi es una especie relacionada que ocasiona infecciones similares a la tuberculosis en pacientes inmunodeprimidos.

6.6 Infecciones por clostridios, botulismo, tétanos

Los clostridios producen enfermedades mediadas por **toxinas:**

- **Diarrea** por *Clostridioides difficile*
- **Intoxicación alimentaria** por *Clostridium perfringens*
- **Infecciones necrotizantes** (como la mionecrosis clostridial) por *Clostridium perfringens* y otras especies
- **Botulismo** producido por *Clostridium botulinum*
- **Tétanos** producido por *Clostridium tetani*.

Los clostridios son bacterias anaerobias grampositivas que forman **esporas** y que están ampliamente distribuidas en la naturaleza. La necrosis tisular y la capacidad de oxidorreducción baja son los dos factores fundamentales que favorecen la infección en el hombre.

El diagnóstico de estas infecciones se basa en el cuadro clínico, ya que el aislamiento de clostridios no es suficiente y en ocasiones se aíslan como meros contaminantes.

Las **infecciones necrotizantes** requieren tratamiento quirúrgico (que es esencial) y tratamiento antibiótico. El tratamiento empírico puede hacerse con piperacilina-tazobactam más clindamicina o con un carbapenémico y el tratamiento dirigido con penicilina y clindamicina (eficaces para la mayoría de las especies).

El **botulismo** es una urgencia sanitaria y deberá descartarse ante un cuadro de parálisis simétrica descendente con afectación inicial de pares craneales, sobre todo si existe antecedente de ingesta de un alimento sospechoso (conservas caseras).

El **tétanos** es una enfermedad causada por la tetanospasmina que cursa con espasmos musculares y rigidez generalizada, en la que el trismus es la manifestación inicial más frecuente. Es completamente prevenible mediante **vacunación** y ante una herida debe plantearse siempre si hay necesidad de inmunizar al paciente.

6.7 Infecciones por *Neisseria*

Neisseria meningitidis

Neisseria meningitidis son cocos gramnegativos que colonizan la faringe del ser humano y que pueden ocasionar meningitis y bacteriemia con sepsis que en algunos casos puede ser fulminante en el trascurso de horas.

Ocho serogrupos (A, B, C, X, Y, Z, W135 y L) causan la mayoría de las enfermedades meningocócicas invasivas. La mayoría de los casos tienen lugar en el cinturón de meningitis subsahariana (predominio de serogrupo A). En los países desarrollados endémicos occidentales se producen casos aislados o pequeños brotes (predominio serogrupo B).

La **meningitis** es la manifestación clínica más común. Con frecuencia se acompaña de petequias. La bacteriemia puede cursar con o sin meningitis y variar en su gravedad hasta cuadros fulminantes que ocasionan lesiones hemorrágicas, necrosis distal y en vísceras con muerte en pocas horas. La afectación de órganos (artritis, neumonía...) es menos frecuente. La mortalidad global con tratamiento antibiótico es del 10%.

El diagnóstico se basa en el aislamiento de *Neisseria meningitidis* en un líquido estéril. La tinción de Gram, la detección de antígeno y, sobre todo, la PCR son también útiles.

El tratamiento antibiótico empírico con **ceftriaxona** debe administrarse lo más rápidamente posible, incluso sin esperar a la realización de una punción lumbar.

La profilaxis se basa en la **vacunación** tetravalente (serogrupos A, C, Y y W), se dispone de vacunas de polisacáridos y conjugadas, y vacuna conjugada frente al serogrupo B. La **quimioprofilaxis** con ceftriaxona, rifampicina o azitromicina está indicada en los contactos cercanos del caso índice.

Neisseria gonorrhoeae

Neisseria gonorrhoeae son cocos gramnegativos que se transmiten por vía sexual y son una causa frecuente de uretritis en el varón y de cervicitis y uretritis en la mujer. Ocasionan diversas complicaciones, entre las que destaca la enfermedad inflamatoria pélvica y la infección gonocócica diseminada.

Los gonococos son patógenos exclusivos del ser humano, que causan infecciones de transmisión sexual con predominio en países en vías de desarrollo, en población joven, con múltiples contactos sexuales y con bajo nivel socioecónomico.

Los gonococos se adhieren a las células epiteliales del hospedador y penetran en su interior por endocitosis, donde se replican y son liberados al espacio subepitelial, dando lugar a una intensa respuesta inflamatoria. Las cepas que expresan PorB1A tienen mayor tendencia a la infección diseminada, al igual que sucede con las personas con déficit de los componentes terminales del complemento (C5 a C9).

La **uretritis** en el varón suele ser sintomática, tiene un periodo de incubación de unos 2 a 7 días y cursa con descarga uretral purulenta y/o disuria.

La **cervicitis** en la mujer es sintomática en la mitad de los casos y cursa con prurito vaginal y/o descarga mucopurulenta.

Otras manifestaciones son faringitis, proctitis y conjuntivitis. La principal complicación en la mujer es la enfermedad inflamatoria pélvica y en el varón epididimitis, prostatitis, edema de pene… Durante el embarazo la gonococia puede ser grave tanto para la madre como para el niño.

La **infección gonocócica diseminada** se presenta como una triada de:

- Tenosinovitis
- Dermatitis
- Poliartralgias, con fiebre.

También puede presentarse como una **artritis purulenta** sin lesiones cutáneas. En algunos casos no se puede establecer una diferencia clara entre ambos síndromes.

Las pruebas microbiológicas de elección en la actualidad son las técnicas de amplificación de ácidos nucleicos, tanto en las formas urogenitales (muestras vaginales o primera porción de la orina en el varón) como extra-genitales (muestras de faringe o ano). El diagnóstico se puede establecer por observación de cocos gramnegativos en la tinción de Gram de un exudado uretral en el varón, y posterior cultivo en medio de Thayer-Martin. En la cervicitis en la mujer se usa el cultivo. Se deben realizar hemocultivos ante la sospecha de infección diseminada. El cultivo es el único medio de estudios de sensibilidad a los antibióticos.

La **ceftriaxona** es el tratamiento de elección en las formas localizadas, junto con azitromicina o doxiciclina dirigido frente a clamidias. En infecciones diseminadas se utiliza ceftriaxona.

La profilaxis con instilación de antibióticos en los ojos es esencial para prevenir la **conjuntivitis gonocócia** del recién nacido.

6.8 Infecciones por *Haemophilus, Moraxella, Bordetella* y bacterias del grupo HACEK

La mayoría de las infecciones por *Haemophilus influenzae* están producidas por *Haemophilus influenzae* tipo b (Hib) o por cepas no capsuladas (no tipificables). Hib ocasiona infecciones invasivas (como meningitis) en la infancia y las cepas no tipificables causan principalmente infecciones de la mucosa respiratoria (exacerbaciones de EPOC, otitis media, neumonía…).

En países donde se ha introducido la **vacunación** sistemática frente a Hib en la infancia, las infecciones invasivas por Hib son infrecuentes.

La mayoría de las infecciones respiratorias son tratadas empíricamente y no requieren de un diagnóstico microbiológico. Las infecciones invasivas por cepas capsuladas (meningitis, bacteriemia…) se diagnostican mediante cultivo o por PCR (a menudo en pruebas de PCR múltiple utilizadas en meningitis, neumonía o bacteriemia)

Moraxella catarrhalis es una causa frecuente de exacerbaciones de EPOC, otitis media y sinusitis, cuyo tratamiento suele hacerse de forma empírica con antibióticos resistentes a las betalactamasas.

Bordetella pertussis, Bordetella parapertussis y *Bordetella holmesii* ocasionan tosferina y *Bordetella bronchiseptica* es una causa poco frecuente de infecciones respiratorias.

La **tosferina** es una infección muy contagiosa, que tras un periodo inespecífico catarral se caracteriza por paroxismos de tos intensa durante 1 mes o más, con posibles complicaciones (neumonía, apneas, convulsiones...) y resolución progresiva (fase de convalecencia). El diagnóstico etiológico se efectúa mediante cultivo o PCR de secreciones nasofaríngeas y serología.

Las bacterias del grupo **HACEK** (*Haemophilus, Aggregatibacter actinomycetemcomitans, Cardiobacterium hominis, Eikenella corrodens* y *Kingella kingae*) producen **endocarditis**, que suelen ser subagudas con frecuente tendencia a la embolización.

Las **cefalosporinas** de espectro extendido, entre otros antibióticos, son útiles para el tratamiento empírico de estas infecciones, excepto en la tosferina, donde se usan **macrólidos** (sin que modifiquen el curso de la enfermedad a no ser administrados en la fase catarral).

La inmunización mediante **vacunación** es esencial para la prevención de Hib y de la tosferina.

6.9 Infecciones por *Legionella*

Las bacterias del género *Legionella* causan la legionelosis, que comprende la neumonía por *Legionella pneumophila* (o enfermedad del Legionario) y la fiebre de Pontiac (enfermedad febril autoimitada muy infrecuente).

Legionella spp. se encuentra en medios acuáticos naturales y en reservorios y sistemas de conducción de agua potable. Las infecciones en el hombre son esporádicas o en forma de brotes (que pueden ser nosocomiales). El 80-90% de las infecciones se deben a *Legionella pneumophila*.

La infección no se transmite de persona a persona y el aislamiento de los pacientes no es necesario.

La aspiración es el modo más frecuente de adquisición de la neumonía y la inmunidad celular el principal mecanismo defensivo (al tratarse de una bacteria intracelular). La infección es más frecuente en fumadores, inmunodeficiencia, neoplasias, enfermedad pulmonar crónica, edad mayor de 50 años, alcoholismo, viajes recientes y hospitalización previa. Las manifestaciones clínicas de la neumonía no permiten distinguirla de otras causas de neumonía.

La PCR en muestras respiratorias (esputo o lavado broncoalverolar) es la técnica de elección en la neumonía, si está disponible. La detección del antígeno en orina es ampliamente utilizada para el diagnóstico en la neumonía pero sólo detecta *Legionella pneumophila* serogrupo 1 (que causa >80% de la enfermedad del legionario). La serología es útil en estudios epidemiológicos.

El **levofloxacino** y la **azitromicina** son los fármacos de elección.

Se recomienda la vigilancia periódica de los sistemas de suministro de agua del hospital para la prevención de casos nosocomiales.

6.10   Infecciones por Enterobacterias

Las Enterobacterias son una de las principales causas de infecciones, tanto en la comunidad como relacionadas con cuidados sanitarios.

Los principales microorganismos son *Escherichia coli* y diferentes especies de *Klebsiella* y *Proteus*.

El desarrollo de resistencias a los antibióticos es un problema creciente y dificulta notablemente el tratamiento de estas infecciones.

Los principales síndromes clínicos que producen son:

- Infecciones urinarias
- Neumonías
- Peritonitis
- Bacteriemia con sepsis
- Shock séptico

La tinción de Gram, el cultivo bacteriano y el estudio de resistencias a los antibióticos son esenciales para poder administrar un antibiótico específico.

Ampicilina, cotrimoxazol y quinolonas no son adecuados para tratar estas infecciones en numerosas áreas geográficas debido a las elevadas resistencias a estos antibióticos.

Las infecciones graves por enterobacterias en lugares con una elevada proporción de cepas productoras de BLEE pueden requerir el tratamiento empírico con un **carbapenémico**, especialmente si hay sepsis o shock séptico.

La **fosfomicina** es un antibiótico adecuado para el tratamiento de infecciones urinarias no complicadas producidas por bacterias productoras de BLEE.

En algunas zonas ha aumentado la incidencia de *Enterobacteriaceae* resistentes a los carbapenémicos (productor o no de carbapenemasas).

En estos casos, se dispone de un número limitado de antibióticos activos, cuya sensibilidad hay que determinarla en cada caso, como pueden ser: ceftazidima-avibactam, meropenem-vaborbactam, imipenem-relebactam, cefiderocol o ceftazidima-avibactam más aztreonam.

Una vez que se dispone del antibiograma hay que "**desescalar**" el tratamiento antibiótico y utilizar los antibióticos de menor espectro.

Material adicional:

DESESCALADA TERAPÉUTICA

Iniciamos el tratamiento con una selección **EMPÍRICA**
de **Antibióticos de amplio espectro**

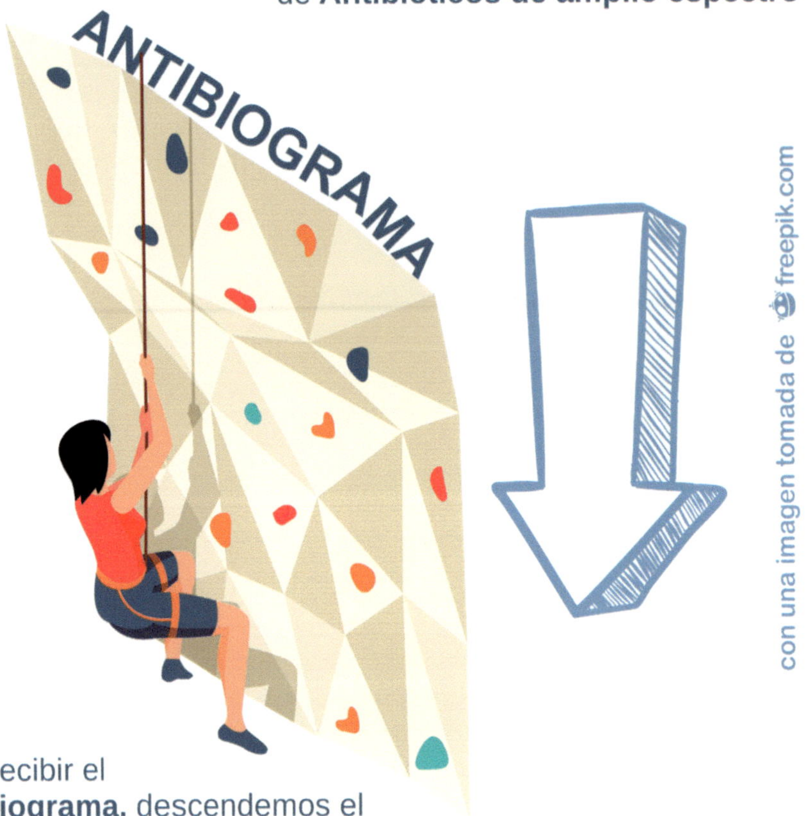

Tras recibir el
Antibiograma, descendemos el
espectro de nuestros **Antibióticos**
de acuerdo con lo descrito en este.
Con esta **estrategia de uso de los antibióticos**
conseguimos reducir la emergencia de resistencias bacterianas
y optimizamos el tratamiento antibiótico de nuestro paciente.

6.11   Infecciones por *Pseudomonas*, organismos afines y *Acinetobacter*

Pseudomonas son bacterias oportunistas, ampliamente distribuidas en la naturaleza, en el agua y ambientes húmedos, que ocasionan infecciones en personas susceptibles. Son uno de los principales patógenos intrahospitalarios (sobre todo en UCI) y pueden desarrollar resistencias a múltiples fármacos.

Pseudomonas es causa de neumonía asociada a ventilación mecánica; bacteriemias en neutropénicos, por catéter en UCI, drogadictos y SIDA; infecciones en quemados; infecciones respiratorias crónicas en pacientes con fibrosis quística; infecciones urinarias asociadas a manipulación de la vía urinaria; infecciones oculares producidas por lentes de contacto; etc.

Las manifestaciones clínicas de las infecciones por *Pseudomonas* son inespecíficas, con la excepción de una lesión cutánea, el ectima gangrenoso, que se observa en bacteriemias en neutropénicos. Las neumonías y bacteriemias tienen una alta mortalidad.

Ante la sospecha de infección grave por *Pseudomonas* se administrará

	Infección grave (1ª línea de tratamiento)*	Alternativas en resistentes a 1ª línea
	Cefepima Piperacilina-tazobactam o Carbapenémico (*no es útil el ertapenem*)	Ceftolozano-tazobactam Ceftazidima-avibactam Imipenem-relebactam Cefiderocol

*El tratamiento empírico puede hacerse con dos antibióticos. No se recomienda la monoterapia con un aminoglucósido. Las pautas específicas varían según el tipo de infección y los patrones locales de resistencia.

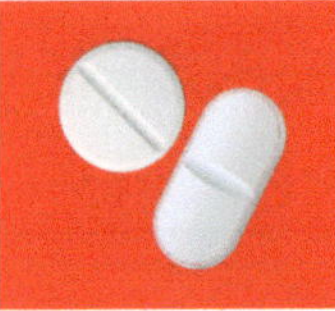

Burkholderia cepacia ocasiona neumonías, bacteriemias e infecciones de orina en cuidados intensivos y un síndrome respiratorio grave en pacientes con fibrosis quística. Se trata con **meropenem**, **trimetoprim-sulfametoxazol** o **minociclina**. En zonas endémicas *Burkholderia pseudomallei* produce la **melioidosis** y *Burkholderia mallei* el **muermo**.

Stenotrophomonas maltophilia es una bacteria oportunista que suele causar neumonía asociada a ventilación mecánica y bacteriemias. Es resistente a múltiples antibióticos, incluido los carbapenémicos. Se suele tratar con **trimetoprim-sulfametoxazol** en monoterapia o asociado a **minociclina** o **levofloxacino** en los casos más graves.

Acinetobacter baumannii es una causa importante de infecciones en UCI que pueden ser resistentes a casi todos los antibióticos, incluidos los carbapenémicos. Produce neumonías asociadas a ventilación mecánica, bacteriemias por catéter e infecciones urinarias. Entre los antibióticos que pueden permanecer activos están **colistina, sulbactam, minociclina, cefiderocol** ….

6.12   Salmonelosis, shigelosis y cólera

Salmonella

Salmonella entérica serotipos *typhi* y *paratyphi* son patógenos exclusivos del ser humano y ocasionan la **fiebre entérica o tifoidea**. *Salmonella* no tifoidícas (*Salmonella enteritidis*, *Salmonella typhimurium*, etc.) tienen como reservorio a animales y producen gastroenteritis aguda, bacteriemia e infecciones localizadas.

Hay que sospechar fiebre entérica ante un paciente con fiebre que regrese de un país con alta incidencia de la infección. Cursa con fiebre elevada y prolongada, que puede acompañarse de molestias digestivas, cefalea, confusión, delirio y artromialgias. La **bradicardia relativa** y un exantema (**roséola tifoídica**) apoyan el diagnóstico, que se confirma por aislamiento en sangre, heces u otras muestras. La hemorragia digestiva y la perforación intestinal son las principales complicaciones.

No se recomiendan los antibióticos en la diarrea por *Salmonella*, excepto en casos de alto riesgo de enfermedad invasora. En la fiebre entérica la **ceftriaxona** o la **azitromicina** son los antibióticos empíricos recomendados. Los casos resistentes a ceftriaxona deben tratarse con un carbapenémico.

Salmonella typhi y *Salmonella paratyphi* se adquieren con la ingesta de alimentos o agua y deberán adoptarse las medidas higiénicas necesarias. Existen 2 **vacunas** disponibles, una atenuada por vía oral (Ty21a) y otra parenteral (Vi CPS). En zonas endémicas se dispone de una vacuna parenteral conjugada.

Shigella

Shigella se transmite de persona a persona y produce una infección invasiva del intestino grueso denominada **shigelosis**. Cursa como una diarrea aguda que puede ocasionar un cuadro de disentería (con dolor abdominal, fiebre, deposiciones frecuentes de escasa cuantía, con sangre y moco, y tenesmo). *Shigella* puede ocasionar un **síndrome hemolítico-urémico** mediado por la toxina Shiga.

Se recomienda el tratamiento empírico con **ciprofloxacino**, pero en los pacientes con cuadros graves que ingresan en el hospital está indicado un **carbapenémico**, ante las crecientes prevalencias de resistencias a quinolonas.

Vibrio

El **cólera** es una enfermedad diarreica aguda causada por *Vibrio cholerae* serogrupos O1 y O139, merced a la acción de una enterotoxina que ocasiona la secreción de electrolitos y agua. En los casos más graves sin tratamiento puede producir deshidratación y shock hipovolémico causando la muerte en pocas horas.

La **rehidratación urgente** es la medida terapéutica más importante en el cólera con soluciones de baja osmolaridad que contengan azúcares y electrolitos por vía oral. En los casos de deshidratación intensa (>10% del peso corporal) se utiliza la vía endovenosa con soluciones como Ringer lactato. En formas graves se aconseja tratamiento con antibióticos (**macrólidos, quinolonas o tetraciclinas**).

Otros vibrios, *Vibrio vulnificus*, *Vibrio parahaemolyticus*... ocasionan diarrea aguda, infecciones de piel y partes blandas, bacteriemias y sepsis en pacientes con comorbilidades.

6.13   Infecciones por *Campylobacter* y *Helicobacter*

Campylobacter

Campylobacter jejuni es una de las primeras causas de diarrea bacteriana, que se adquiere a través de la ingesta de carne cruda o poco cocinada, por alimentos que se han contaminado o por ingesta de agua.

Produce una **diarrea aguda inflamatoria**, con un periodo de incubación de 1-7 días, con clínica indistinguible de la diarrea producida por otras bacterias. Suele cursar con fiebre, dolor abdominal y habitualmente ≥10 deposiciones entre los pacientes que consultan al médico. Puede presentar como complicaciones un síndrome de Guillain-Barré (1 de cada 2000 casos) y artritis reactiva.

El diagnóstico de la diarrea por *Campylobacter jejuni* puede hacerse por técnicas de amplificación de ácidos nucleicos en heces, o por cultivo de las heces en medios específicos. Aunque no suele efectuarse, puede sospecharse tras examen directo de heces. El cultivo de sangre u otros líquidos estériles es útil en las infecciones extraintestinales por *Campylobacter* (*Campylobacter fetus*), *Arcobacter* y *Helicobacter*.

La reposición de fluidos y electrolitos representa la medida fundamental en el tratamiento. Se administrará **azitromicina** si hay:

- Signos de gravedad
- Duración >7 días
- Pacientes de alto riesgo.

Los **carbapenémicos** y los **aminoglucósidos** están indicados en las infecciones extraintestinales.

Helicobacter

Helicobacter pylori coloniza el estómago de los seres humanos (30% de la población en países desarrollados) y en el 10-15% de los casos produce una **úlcera péptica**. Produce **gastritis** e incrementa el riesgo de **linfoma gástrico** y de **adenocarcinona gástrico**.

El diagnóstico de infección por *Helicobacter pylori* se realiza mediante:

- Diagnóstico no invasivo
    - Antígeno en heces
    - Serología
    - Prueba del aliento tras ingestión de urea marcada.
- Diagnóstico invasivo (endoscopia)
    - Estudio histopatológico
    - Producción de ureasa
    - Cultivo.

La erradicación de *Helicobacter pylori* se hace mediante pautas de tratamiento de 10-14 días.

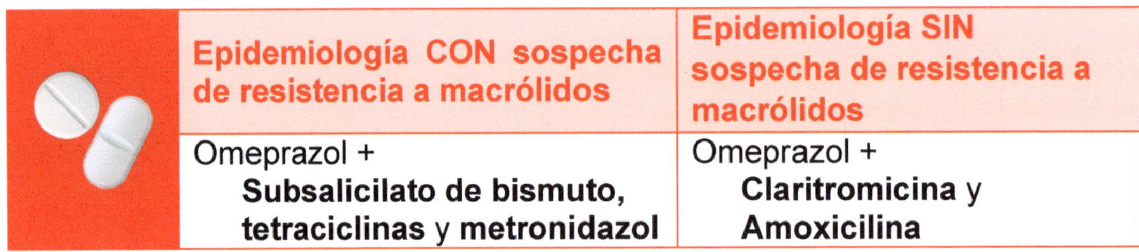

	Epidemiología CON sospecha de resistencia a macrólidos	Epidemiología SIN sospecha de resistencia a macrólidos
	Omeprazol + **Subsalicilato de bismuto, tetraciclinas** y **metronidazol**	Omeprazol + **Claritromicina** y **Amoxicilina**

La comprobación de la erradicación se efectúa a las 4-6 semanas con la prueba del aliento o la detección del antígeno en heces.

6.14   Brucelosis

La brucelosis (**fiebre mediterránea o fiebre de Malta**) es una zoonosis frecuente que cursa con fiebre, sudación, síntomas inespecíficos y manifestaciones focales, sobre todo osteoarticulares.

Cuatro especies de Brucella causan la brucelosis en el hombre (*Brucella melitensis*, *Brucella abortus*, *Brucella suis* y *Brucella canis*). *Brucella melitensis* es la que produce con mayor frecuencia la enfermedad.

Debe sospecharse cuando existe el antecedente de exposición a animales (vacas, ovejas, cabras, cerdos...) o ingesta de productos lácteos no pasteurizados y un cuadro febril prolongado, síntomas constitucionales o manifestaciones focales (osteoarticular, genitourinaria, meníngea, endocarditis...).

El diagnóstico de la enfermedad se basa en la positividad de los hemocultivos (bacteria de crecimiento lento) y en la detección de anticuerpos (la aglutinación en tubo estándar es la prueba de referencia).

Su tratamiento requiere una **combinación de fármacos** administrados durante tiempo prolongado.

	Brucelosis Combinación de 2 fármacos	**Formas osteoarticulares, neurobrucelosis, endocarditis** Combinación de 3 fármacos

	a) **Doxiciclina** y **rifampicina** por vía oral, durante 6 semanas
	b) **Doxicilina** oral, 6 semanas y **estreptomicina** (im/iv, 2-3 s)
	c) **Doxicilina** oral, 6 semanas y **gentamicina** (im/iv, 7-10 d)
		Pautas prolongadas con triple terapia, incluyendo:
		    Rifampicina
		    Ceftriaxona
		    Cotrimoxazol
		    Ciprofloxacino

6.15   Bartonelosis, tularemia, peste y otras infecciones por *Yersinia*

Bartonelosis

Bartonella integra 3 especies de interés:

- *Bartonella henselae* (reservorio el gato)
- *Bartonella quintana*
- *Bartonella bacilliformis* (fuente de infección el ser humano y transmisión por vectores hematófagos).

Ocasionan diversas enfermedades en el ser humano: enfermedad por arañazo de gato, endocarditis con hemocultivos negativos, angiomatosis bacilar, peliosis hepática, fiebre de las trincheras y la enfermedad de Carrión.

La **enfermedad por arañazo de gato** está causada por *Bartonella henselae*. En el lugar del arañazo o mordedura puede aparecer una lesión que se acompaña de linfadenitis regional. La adenopatía es dolorosa a la palpación, puede persistir durante semanas o meses, fistulizar, y se acompaña de síntomas sistémicos en la mitad de los casos. Las formas atípicas pueden afectar a múltiples órganos. La serología junto a la clínica y exposición a gatos o pulgas establece el diagnóstico. La **azitromicina** es el antibiótico de elección y en formas graves se añade **rifampicina**.

Tularemia

La **tularemia** es una zoonosis (conejos, liebres, ardillas...) causada por *Francisella tularensis*. En nuestro medio, el ser humano se infecta al entrar en contacto con animales silvestres o garrapatas. La **forma ulceroglandular** (80% de casos) se caracteriza por manifestaciones sistémicas (fiebre, escalofríos, cefalea, malestar general, mialgias y artralgias), una lesión ulcerosa necrótica en el lugar de inoculación y adenopatía regional. El diagnóstico etiológico suele hacerse por serología. La **gentamicina** y la **estreptomicina** son los antibióticos de elección en las formas graves, mientras que las formas leves se tratan con **ciprofloxacino** o **doxiciclina** por vía oral.

Yersiniosis

Yersinia pestis produce la **peste**, zoonosis de pequeños roedores que suele transmitirse al ser humano por **pulgas**.

- **Forma bubónica** (80-95% de casos) comienza de forma brusca con fiebre, escalofríos, cefalea, mialgias y malestar general. Se caracteriza por linfadenitis regional dolorosa inflamatoria (**bubón**). Hay septicemia en el 50% y puede producir neumonía secundaria y afectación de otros órganos.
- **Formas septicémica** y **neumónica** (de extremada gravedad).

El diagnóstico microbiológico se hace por visualización con tinción de *Yersina pestis* o por detección del antígeno F1, por cultivo, o por serología. **Gentamicina**, **estreptomicina**, **fluoroquinolonas** y **doxiciclina** son los principales antibióticos utilizados.

Yersinia enterocolitica y *Yersinia pseudotuberculosis* son enteropatógenos que se transmiten por vía fecal oral al ingerir alimentos procedentes de animales contaminados. Producen:

- Gastroenteritis
- Pseudoapendicitis
- Adenitis mesentérica
- Septicemia
- Complicaciones postinfecciosas (artritis reactiva, eritema nodoso).

Se diagnostica por detección de genoma mediante PCR o cultivo de heces o sangre con identificación de la patogenicidad de la cepa. Las infecciones entéricas no requieren tratamiento con antibióticos. **Ciprofloxacino** y **ceftriaxona** son de elección en septicemia e infecciones extraintestinales.

6.16   Nocardiosis y actinomicosis

Nocardiosis

Se debe sospechar nocardiosis ante un paciente con neumonía o nódulos pulmonares que presenta un absceso cerebral o afectación cutánea, especialmente si tiene inmunodeficiencia celular.

La tinción de Gram o la tinción ácido alcohol resistente modificada (observación de bacilos ramificados) y el cultivo de muestras clínicas con un cuadro clínico compatible establecen el diagnóstico de nocardiosis. Recientemente se están utilizando pruebas moleculares (PCR y secuenciación del genoma).

Trimetoprim-sulfametoxazol es el tratamiento de elección de la nocardiosis. En infecciones graves puede emplearse **imipenem** con **amikacina**.

Actinomicosis

Se debe sospechar actinomicosis si un paciente presenta lesiones crónicas, con formación de **abscesos** y **supuración** (cervicofacial, torácica, abdomino-pélvica, sistema nervioso central).

El diagnóstico se sugiere por la presencia de gránulos de azufre, visualización de actinomicetos, tinción con anticuerpos monoclonales y el estudio histológico. Se confirma con el cultivo o mediante PCR de muestras obtenidas por punción aspiración o biopsia.

La **penicilina** es el antibiótico de elección de la actinomicosis. La ceftriaxona y, en formas leves, la amoxicilina por vía oral son alternativas. El tratamiento debe mantenerse de 2 a 12 meses, dependiendo de la gravedad.

6.17   Infecciones mixtas por anaerobios

Las infecciones mixtas por anaerobios se presentan en múltiples localizaciones:

- Cabeza y cuello: infecciones dentales y otorrinolaringológicas
- Pleuropulmonares: neumonía por aspiración, neumonía necrosante, absceso y empiema
- Intraabdominales: peritonitis y abscesos
- Pélvicas
- Piel y tejidos blandos
- Artritis
- Infecciones del SNC
- Bacteriemia
- Endocarditis

Se debe de sospechar una infección por anaerobios cuando:

- Existe olor pútrido
- Se visualiza presencia de microbiota mixta en la tinción de Gram
- Infecciones localizadas en la vecindad de mucosas con alto contenido en anaerobios

La mayoría de las infecciones por anaerobios se tratan de forma empírica debido a que el aislamiento de los microorganismos y estudio de resistencias es tedioso y si no se realiza en condiciones idóneas no siempre se consigue. Y también porque se puede presuponer la sensibilidad a los antibióticos en función de la localización de la infección y los estudios de sensibilidad de la microbiota regional.

El tratamiento antibiótico requiere habitualmente la **combinación de antibióticos** adecuados con **tratamiento quirúrgico del foco de infección**.

Cabe tener en cuenta que la mayoría de infecciones por anaerobios casi siempre son **polimicrobianas** y se aconseja utilizar antibióticos activos frente a todos los microorganismos identificados.

Los **carbapenémicos**, **metronidazol** y las asociaciones de **penicilinas con inhibidores de las betalactamasas** (ampicilina-sulbactam, piperacilina-tazobactam…) son activos frente a la mayoría de las infecciones mixtas por anaerobios, incluyendo las causadas por *Bacteroides fragilis*. En la actualidad, clindamicina y moxifloxacino ya no se aconsejan para el tratamiento empírico de infecciones graves, ante la posibilidad de anaerobios resistentes a dichos fármacos.

Los aminoglucósidos, el aztreonam y el cotrimoxazol no tienen actividad frente a los anaerobios.

6.18   Tuberculosis

La **tuberculosis** (TB) constituye una de las primeras causas de mortalidad a nivel mundial (1,3 millones/año), especialmente en los países en vías de desarrollo, donde está fuertemente asociada a la infección por el VIH.

Mycobacterium tuberculosis se transmite por vía área a partir de enfermos de TB pulmonar, produciendo la invasión del pulmón y diseminación hematógena a todos los órganos.

La respuesta inmune celular es fundamental en el control de la infección, dando lugar a una inflamación crónica con **granulomas necrotizantes**.

En un 10% de casos la infección ocasiona manifestaciones clínicas, tras un periodo de latencia de duración variable. La TB pulmonar primaria suele ser asintomática, aunque puede cursar como una neumonía, derrame pleural o diseminación hematógena miliar o meningitis.

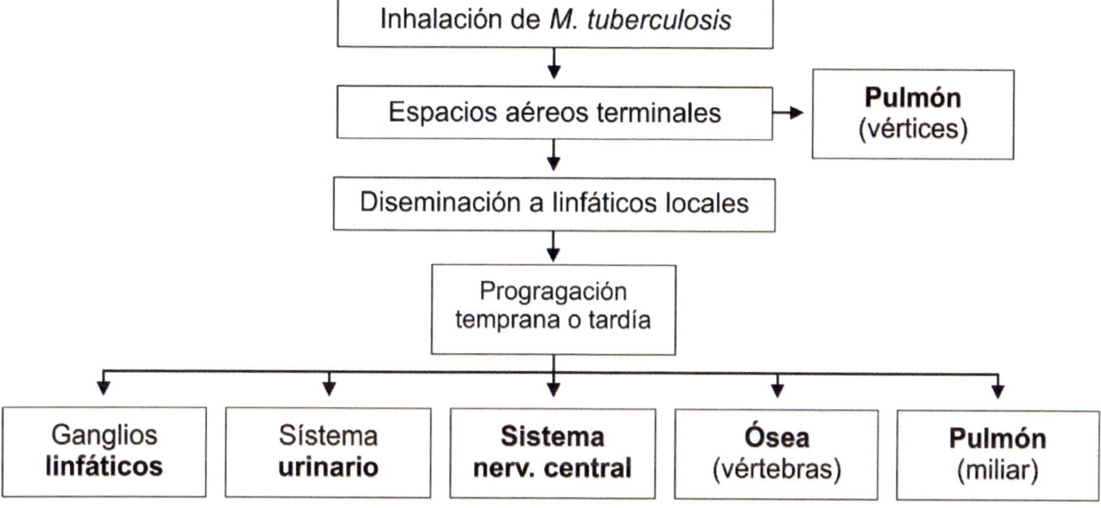

La TB post-primaria tiene preferencia por los **lóbulos pulmonares superiores** y puede cavitarse. En un tercio de casos la TB es **extrapulmonar**, pudiendo afectar a múltiples órganos (ganglionar, pleural, genitourinaria, osteoarticular…).

La prueba de Mantoux y los análisis de liberación de interferón gamma se utilizan para diagnosticar la infección tuberculosa (antes denominada tuberculosis latente). Además, se aconsejan también ante sospecha de enfermedad tuberculosa, si bien no establecen el diagnóstico por si, ni permiten descartar TB en caso de ser negativos.

La sospecha clínica de enfermedad tuberculosa se basa en:

- Clínica compatible
- Evidencia epidemiológica
- Alteraciones radiológicas

Tras establecer esta sospecha, el diagnóstico microbiológico se realiza mediante búsqueda de bacilos ácido alcohol resistentes (BAAR) en muestras clínicas, cultivo en medios líquidos (que establece un diagnóstico de certeza y permite hacer estudios de sensibilidad a fármacos) y pruebas de amplificación de ácidos nucleicos, que pueden asociarse a detección de resistencia a rifampicina. Se están introduciendo pruebas moleculares que detectan resistencias a otros antibióticos y pruebas basadas en secuenciación del genoma.

Los casos de **infección tuberculosa** con mayor riesgo de desarrollar la **enfermedad tuberculosa**, tras descartar enfermedad subclínica, deberán recibir tratamiento (**rifampicina** 4 meses, **rifampicina más isoniacida** 3 meses, o **isoniacida** 6-9 meses).

El tratamiento de la TB está dirigido a curar al enfermo y a prevenir la transmisión de la enfermedad en los casos de TB pulmonar. Requiere pautas con múltiples fármacos para evitar la aparición de resistencias. El tratamiento estándar de la TB sensible a fármacos es de 2 meses con **isoniazida, rifampicina, pirazinamida y etambutol**; seguidos de isoniazida y rifampicina durante 4 meses.

El tratamiento de la TB resistente a fármacos está sujeto a cambios recientes. Se están introduciendo pautas orales efectivas (**bedaquilina**, **pretomanid** y **linezolid**, con o sin **moxifloxacino**).

Material adicional (cribado de tuberculosis)

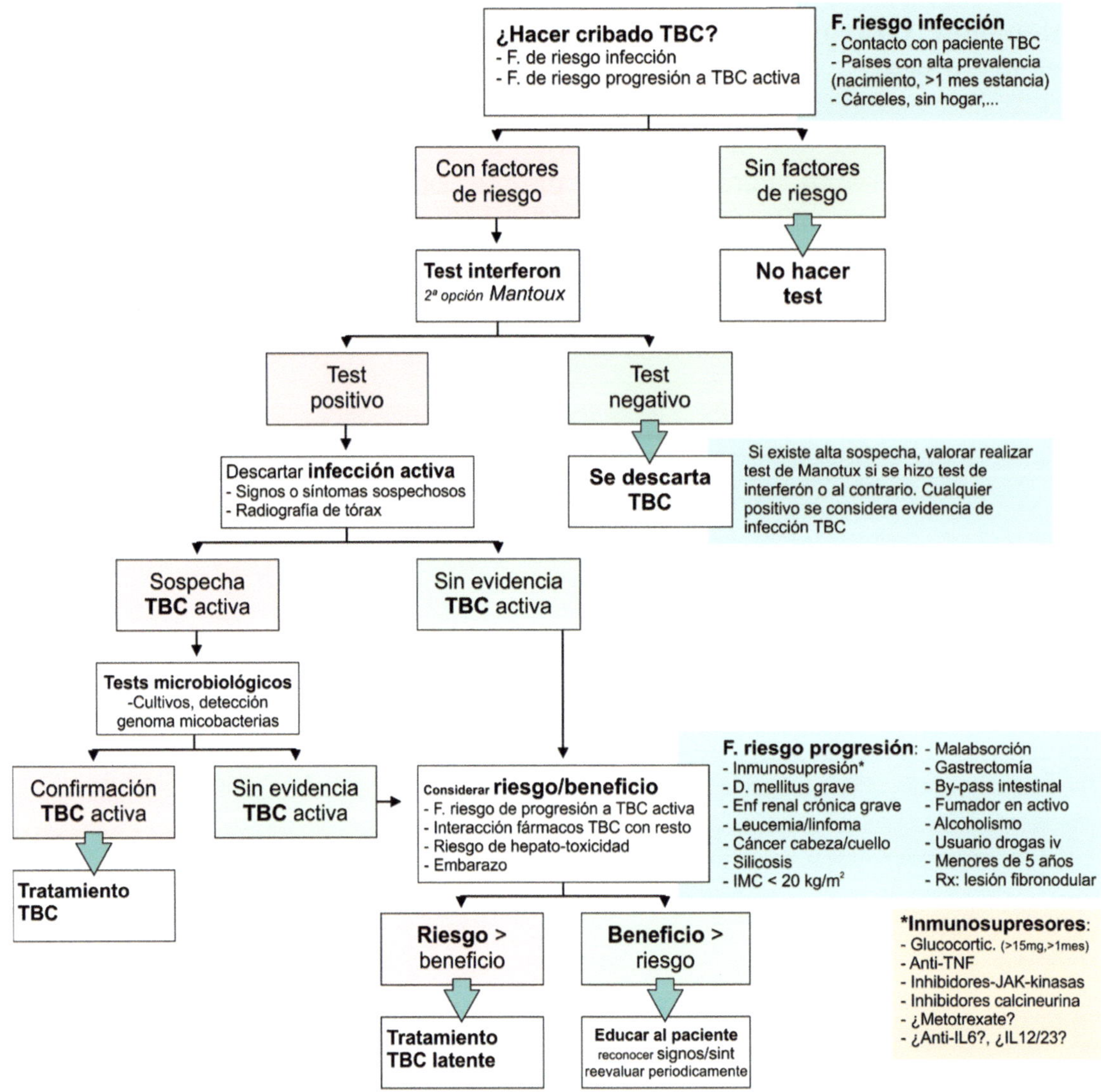

6.19   Lepra y enfermedades por micobacterias no tuberculosas

Lepra

La **lepra** (**enfermedad de Hansen**) es una enfermedad crónica granulomatosa no letal producida por bacterias del complejo *Mycobacterium leprae* que se localiza mayoritariamente en zonas endémicas de países pobres (el 60% de nuevos casos suceden en la India).

La respuesta inmune celular es responsable del control de la enfermedad con dos formas extremas y tres estadios intermedios:

Tuberculoide	Paucibacilar (Fuerte respuesta inmunitaria)	Pocas lesiones cutáneas	Forma más leve de la enfermedad
Bordeline tuberculoide			
Bordeline-bordeline			
Bordeline lepromatosa			
Lepromatosa	Multibacilar (Respuesta inmune débil)	Numerosas lesiones cutáneas difusas	Forma más grave de la enfermedad

Cursa con lesiones cutáneas, alteraciones de la sensibilidad e hipertrofia de los nervios periféricos. En fases avanzadas produce deformidades, amputaciones distales y ceguera.

Ante la sospecha clínica de lepra el diagnóstico se establece mediante biopsia cutánea. *Mycobacterium leprae* no puede cultivarse *in vitro*.

La enfermedad puede curarse con antibióticos en la mayoría de casos. La **dapsona** y la **rifampicina**, durante 6 meses, son los fármacos de primea línea; asociándose **clofacimina** en la lepra lepromatosa, durante 1 año. Los estados reactivos se tratan con **corticoides**, **clofacimina** y **talidomida**.

Micobacterias no tuberculosas

Las micobacterias no tuberculosas se adquieren por exposición ambiental, son menos patógenas que *Mycobacterium tuberculosis* y algunas de ellas ocasionan enfermedad diseminada en pacientes con inmunodeficiencia.

Mycobacterium avium complex (MAC) causa formas pulmonares, diseminadas (fueron muy frecuentes en el SIDA) y linfadenitis en niños.

Mycobacterium kansasii produce enfermedad pulmonar similar a la tuberculosis y formas diseminadas en SIDA u otras inmunodeficiencias.

Las micobacterias de crecimiento rápido (*Mycobacterium abscessus*, *Mycobacterium chelonae* y *Mycobacterium fortuitum*) producen formas cutáneas con diseminación esporotrocoide o afectación pulmonar. *Mycobacterium marinum* ocasiona enfermedad cutánea tras exposición a acuarios. *Mycobacterium ulcerans* produce enfermedad cutánea con pérdida de tejidos en zonas endémicas (**úlcera de Buruli**).

El tratamiento de las micobacterias atípicas se basa en la asociación de fármacos durante periodos prolongados. **Claritromicina** y **azitromicina** son fármacos esenciales para tratar MAC, micobacterias de crecimiento rápido y *Mycobacterium marinum*.

6.20   Sífilis y treponematosis endémicas

La **sífilis** es una infección de transmisión sexual, crónica, causada por *Treponema pallidum*. Sus manifestaciones clínicas pueden sistematizarse en estadios clínicos, con un periodo de latencia prolongado y pérdida de la infectividad con el paso del tiempo.

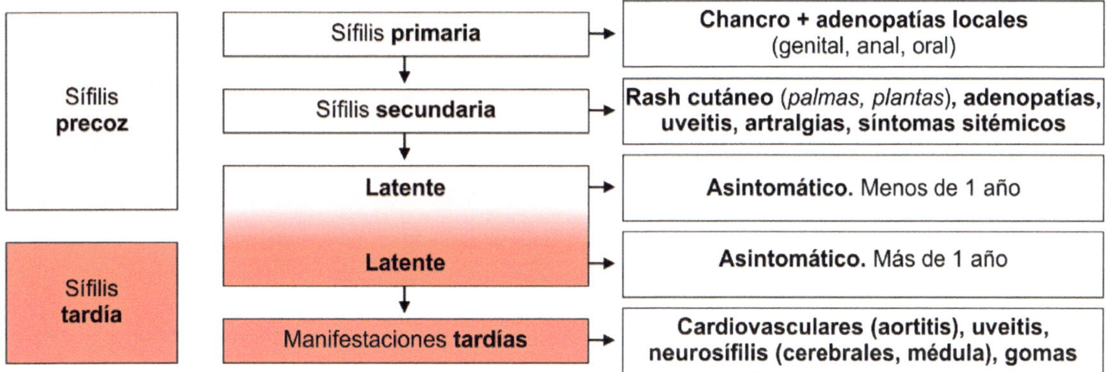

El diagnóstico de sífilis se realiza mediante serología con pruebas:

- **No treponémicas** (se negativizan tras la infección)
    o "Rapid Plasma Reagin" (RPR)
    o "Venereal Disease Research Laboratory" (VDRL)
- **Treponémicas** (permanecen positivas de forma indefinida)
    o "Fluorescent Treponemal Antibody-ABSorption" (FTA-ABS)
    o *"Treponema pallidum* Particle Agglutination" (TPPA)
    o Test automatizados con enzimo-inmunoensayo (EIA) o quimioluminiscencia-inmunoensayo (CIA)

En personas sin episodios previos de sífilis las pruebas treponémicas y no treponémicas pueden hacerse en cualquier orden. El diagnóstico requiere que ambas pruebas sean positivas, ya que una prueba no treponémica aislada puede ser un falso positivo y una prueba treponémica aislada indicaría infección pasada.

La **penicilina** por vía parenteral es el antibiótico de elección para su tratamiento, con diferentes pautas según los estadios clínicos y la presencia de afectación neurológica.

Se debe de realizar la detección de Ac frente a VIH a todos los pacientes con sífilis.

Las treponematosis endémicas (**pian**, **sífilis endémica, pinta, bejel** y **frambesia**) son infecciones crónicas no venéreas, causadas por treponemas relacionados con el agente causal de la sífilis. Se trasmiten en la infancia por contacto directo en zonas rurales de países en vías de desarrollo. Cursan con lesiones primarias (cutáneas y mucosas) y lesiones secundarias y tardías. Responden a la **penicilina benzatínica** o a la **azitromicina**.

Material adicional:

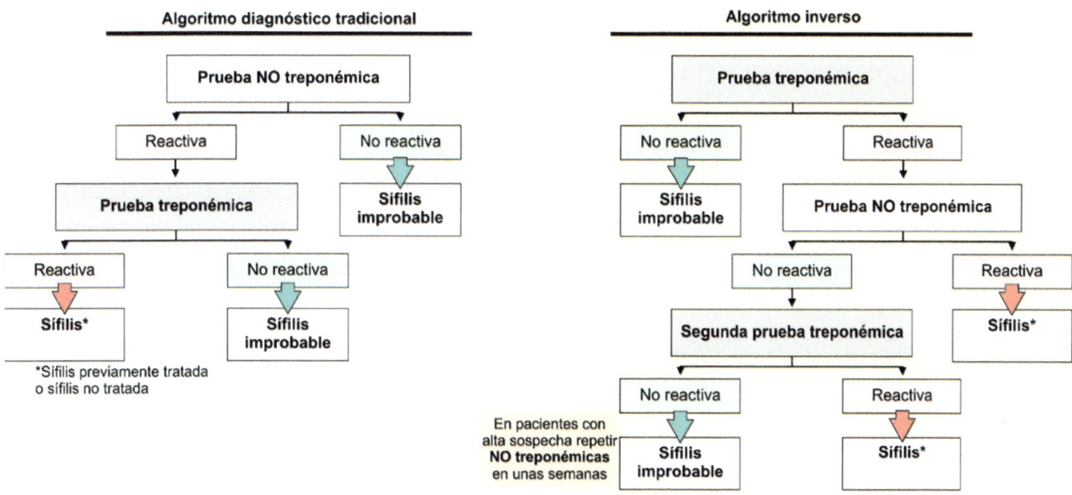

6.21   Otras enfermedades por espiroquetas: leptospirosis, fiebre recurrente y borreliosis de Lyme

La leptospirosis es una zoonosis (afecta especialmente a ratas, que eliminan las bacterias en la orina) causada por la espiroqueta *Leptospira interrogans*. Produce cuadros leves pseudogripales (90%) y cuadros graves (**síndrome de Weil**) con ictericia, insuficiencia renal, afectación respiratoria y diátesis hemorrágica. Se diagnostica mediante PCR de sangre u orina, serología y raras veces por cultivo. Las formas leves se tratan con **doxiciclina** o **azitromicina** oral y las graves con **doxiciclina**, **penicilina** o **ceftriaxona** por vía parenteral (estas últimas sólo si se puede descartar infección por rickettsias).

La **fiebre recurrente** está producida por borrelias transmitidas por **piojos** (forma **epidémica**) o por **garrapatas** (forma **endémica**). Cursa con episodios febriles de 4-6 días, con una o más recidivas. Se diagnostica al observar las espiroquetas en frotis de sangre durante los episodios febriles o por PCR. Se trata con **penicilina** o **ceftriaxona** y como alternativas **doxiciclina** y **eritromicina**. La reacción de Jarish-Herxheimer[2] es muy frecuente con el tratamiento.

La **borreliosis de Lyme** es la enfermedad más frecuente transmitida por un **vector** (la garrapata *Ixodes ricinus*) en Estados Unidos y en Europa. Se presenta como una lesión cutánea que se expande (**eritema migratorio**) y tras semanas o meses se producen manifestaciones cardíacas, neurológicas y

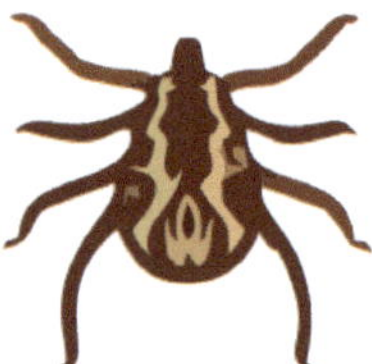

---

[2]   La **reacción de Jarisch Herxheimer** (JHR) es un fenómeno clínico transitorio que se produce en pacientes infectados por espiroquetas que reciben tratamiento con antibióticos. La reacción ocurre dentro de las 24 horas posteriores al tratamiento con antibióticos de las infecciones por espiroquetas, incluidas sífilis, leptospirosis, enfermedad de Lyme y fiebre recurrente. La JHR suele manifestarse como fiebre, escalofríos, náuseas y vómitos, cefalea, taquicardia, hipotensión, hiperventilación, enrojecimiento, mialgia y exacerbación de las lesiones cutáneas.

articulares. El diagnóstico se realiza por el riesgo de exposición a garrapatas, la clínica y por serología.

Los antibióticos empleados dependen del estadio de la enfermedad:

	Eritema migratorio (fase temprana)	**Afectación neurológica, cardíaca, artritis**

	Doxiciclina
	Amoxicilina
	Cefuroxima axetilo
	
	Alternativa
	Azitromicina
		Aguda o leve
		    Doxiciclina
		
		Alternativas
		Amoxicilina
		Cefuroxima axetilo
		
		Grave (encefalitis, carditis con bloqueo)
		    Ceftriaxona

6.22   Infecciones por *Rickettsias*

Las rickettsias son bacilos gramnegativos intracelulares obligados transmitidas por artrópodos vectores (**pulgas, piojos, garrapatas y otros ácaros**). Las dos infecciones por *Rickettsias* más frecuentes en nuestro país son:

- **Fiebre exantemática mediterránea (fiebre botonosa)**, causada por *Rickettsia conorii*
- **DEBONEL/TIBOLA** producida por *Rickettsia slovaca* y *Rickettsia rioja*, ambas transmitidas por garrapatas.
- ****** En EE.UU la rickettsiosis más frecuente es la **fiebre manchada de las Montañas Rocosas**, causada por *Rickettsia rickettsii*.

La **fiebre botonosa** cursa con fiebre, cefalea y mialgias, seguida al cabo de unos días de un exantema maculopapuloso. En una proporción variable de los casos se puede observar una escara en el punto de inoculación ("**tache noire**").

El **DEBONEL/TIBOLA** es el acrónimo de la garrapata que transmite el cuadro clínico (Dermacentor) y de las manifestaciones clínicas más relevantes del síndrome (necrosis, eritema y linfadenopatía).

La **fiebre Q** producida por *Coxiella burnetii* es de distribución mundial y se transmite por su inhalación.

La **fiebre Q** aguda se presenta como un cuadro febril autolimitado, **neumonitis** o **hepatitis** y la forma crónica como una **endocarditis** con hemocultivos negativos. El diagnóstico de estas infecciones suele hacerse por serología o PCR y el tratamiento con **tetraciclinas** (al igual que en el resto de rickettsiosis la **doxiciclina** es el antibiótico de elección).

Material adicional:

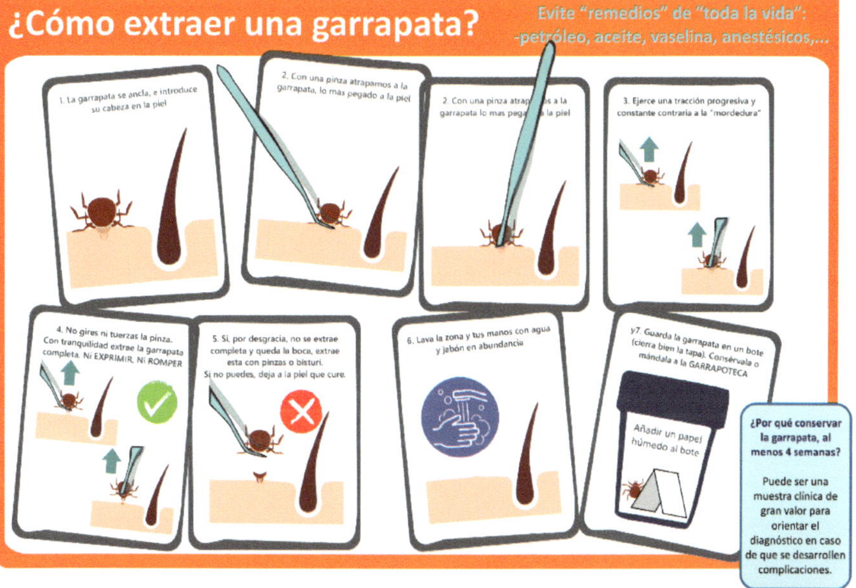

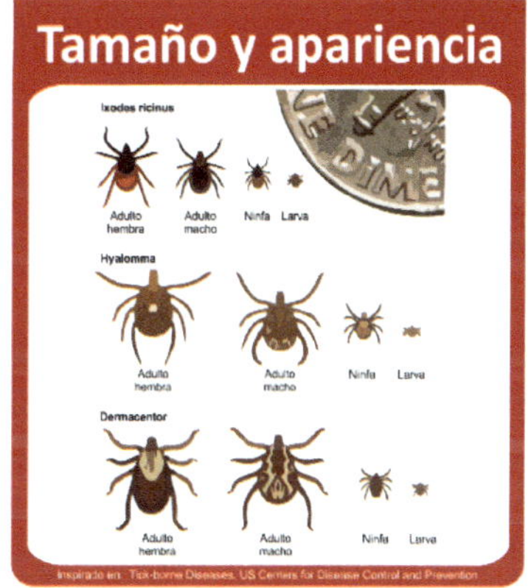

6.23   Infecciones por *Mycoplasmas*

La principal especie de micoplasmas es *Mycoplasma pneumoniae*. Otras 5 especies son patógenas para el hombre y producen infecciones genitales:

- *Mycoplasma hominis*
- *Mycoplasma genitalium*
- *Mycoplasma fermentans*
- *Ureaplasma parvum*
- *Ureaplasma urealyticum*

La mayoría de infecciones por *Mycoplasma pneumoniae* son asintomáticas o cursan como infecciones respiratorias de vías altas y bronquitis aguda. Puede ocasionar **neumonía**.

Las infecciones por *Mycoplasma pneumoniae* predominan en escolares, adolescentes y adultos jóvenes. Producen casos aislados o con agrupación familiar.

Tiene un periodo de incubación largo (2-4 semanas) y un comienzo progresivo con fiebre, tos seca, cefalea y malestar general. Puede haber síntomas de vías respiratorias superiores. Aunque ni la clínica ni la radiografía permite establecer la etiología.

Las neumonías no suelen ser graves y pueden tratarse de forma ambulatoria en la mayoría de casos.

Pueden existir manifestaciones extrapulmonares (anemia hemolítica, exantemas, meningitis aséptica, encefalitis, miocarditis, …).

La mayor parte de casos no requieren un diagnóstico etiológico. Si se dispone de pruebas de PCR, realizadas como parte de PCR para múltiples microorganismos causantes de infección respiratoria, éstas son las técnicas de elección.

Los **macrólidos**, **tetraciclinas** y **fluoroquinolonas** son los antibióticos de elección. Existen casos resistentes a macrólidos, sobre todo en ciertas zonas de Asia. En zonas con baja resistencias a macrólidos, la **azitromicina** suele ser el antibiótico de preferencia.

6.24   Infecciones por *Chlamydias*

Las clamidias son bacilos gramnegativos intracelulares estrictos que poseen un ciclo intracelular complejo. Tres especies ocasionan enfermedades en el hombre:

- *Chlamydia trachomatis* (ver infecciones genitourinarias)
- *Chlamydophila pneumoniae*
- *Chlamydia psittacii*

Chlamydia trachomatis produce el **tracoma**, que es la primera causa de ceguera en países en vías en desarrollo, se diagnostica por la clínica, por la visualización de inclusiones en tinciones de muestras conjuntivales o mediante amplificación de ácidos nucleicos. Se trata con **azitromicina** o **tetraciclinas**.

Chlamydia psittacii produce cuadros febriles **(psittacosis u ornitosis)** y neumonía atípica tras contacto con aves (periquitos, loros...).

Chlamydophila pneumoniae produce infección de **vías respiratorias** altas, **neumonía atípica** y reagudización del **asma**. La PCR es la técnica de elección, aunque en los casos que no precisan ingreso en el hospital no suele ser necesario el diagnóstico etiológico. Los **macrólidos**, las **fluoroquinolonas** y las **tetraciclinas** son los fármacos de elección.

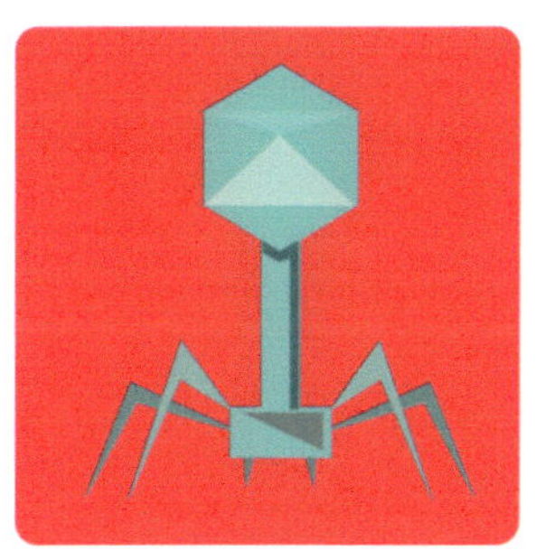

Microorganismos patógenos: virus

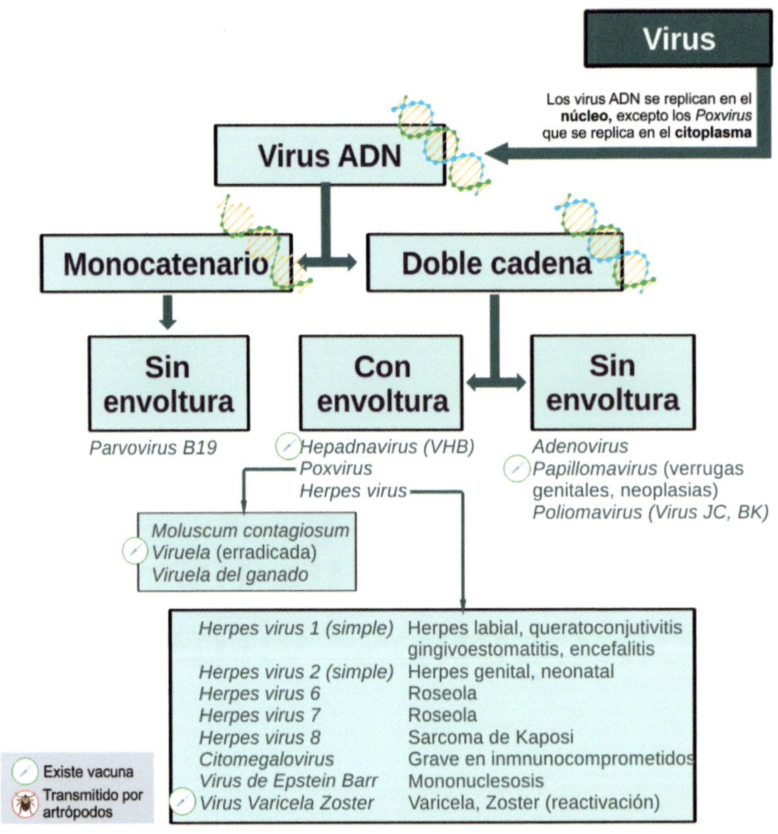

Virus
Los virus ADN se replican en el **núcleo,** excepto los *Poxvirus* que se replica en el **citoplasma**
Virus ADN
Monocatenario
Doble cadena
Sin envoltura
Con envoltura
Sin envoltura
Parvovirus B19
Hepadnavirus (VHB)
Poxvirus
Herpes virus
Adenovirus
Papillomavirus (verrugas genitales, neoplasias)
Poliomavirus (Virus JC, BK)
Moluscum contagiosum
Viruela (erradicada)
Viruela del ganado
Herpes virus 1 (simple)   Herpes labial, queratoconjutivitis gingivoestomatitis, encefalitis
Herpes virus 2 (simple)   Herpes genital, neonatal
Herpes virus 6   Roseola
Herpes virus 7   Roseola
Herpes virus 8   Sarcoma de Kaposi
Citomegalovirus   Grave en inmnunocomprometidos
Virus de Epstein Barr   Mononuclesosis
Virus Varicela Zoster   Varicela, Zoster (reactivación)
Existe vacuna
Transmitido por artrópodos

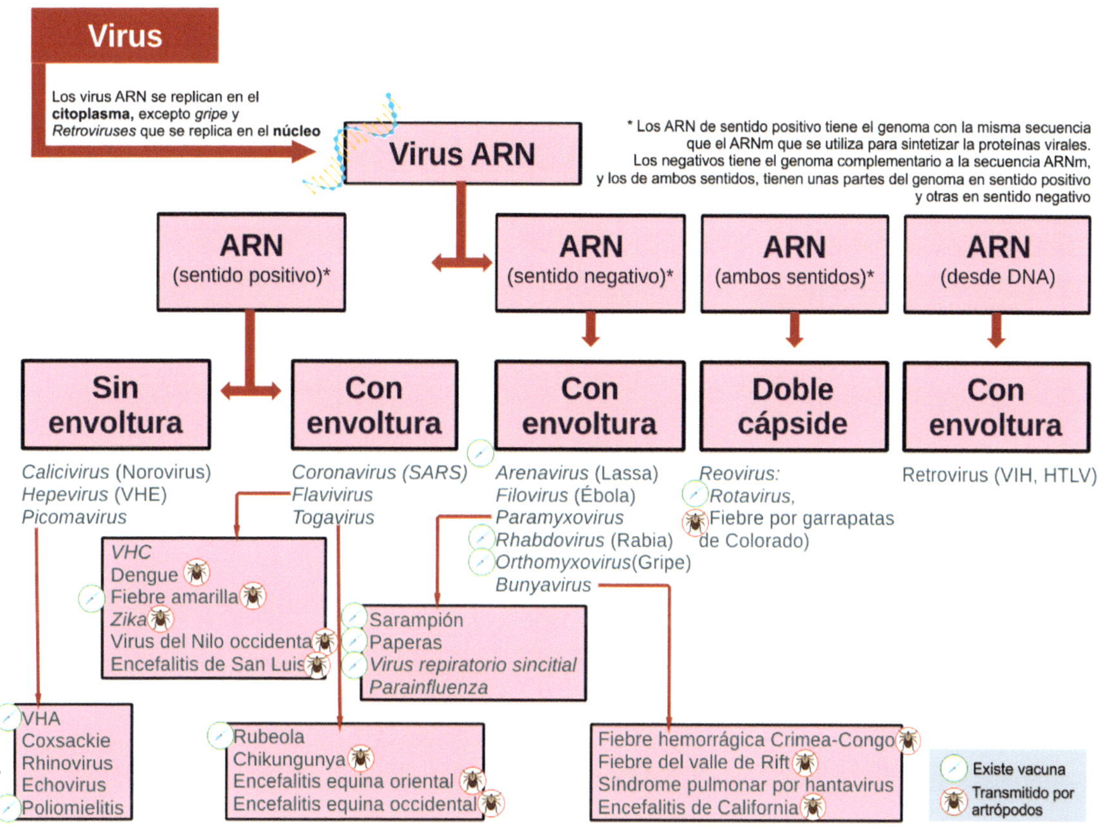
Virus

Los virus ARN se replican en el citoplasma, excepto gripe y Retroviruses que se replica en el núcleo

Virus ARN

* Los ARN de sentido positivo tiene el genoma con la misma secuencia que el ARNm que se utiliza para sintetizar la proteínas virales. Los negativos tiene el genoma complementario a la secuencia ARNm, y los de ambos sentidos, tienen unas partes del genoma en sentido positivo y otras en sentido negativo

ARN (sentido positivo)*
ARN (sentido negativo)*
ARN (ambos sentidos)*
ARN (desde DNA)

Sin envoltura
Con envoltura
Con envoltura
Doble cápside
Con envoltura

Calicivirus (Norovirus)
Hepevirus (VHE)
Picomavirus

Coronavirus (SARS)
Flavivirus
Togavirus

Arenavirus (Lassa)
Filovirus (Ébola)
Paramyxovirus
Rhabdovirus (Rabia)
Orthomyxovirus(Gripe)
Bunyavirus

Reovirus:
Rotavirus,
Fiebre por garrapatas de Colorado)

Retrovirus (VIH, HTLV)

VHC
Dengue
Fiebre amarilla
Zika
Virus del Nilo occidental
Encefalitis de San Luis

VHA
Coxsackie
Rhinovirus
Echovirus
Poliomielitis

Sarampión
Paperas
Virus repiratorio sincitial
Parainfluenza

Rubeola
Chikungunya
Encefalitis equina oriental
Encefalitis equina occidental

Fiebre hemorrágica Crimea-Congo
Fiebre del valle de Rift
Síndrome pulmonar por hantavirus
Encefalitis de California

Existe vacuna
Transmitido por artrópodos

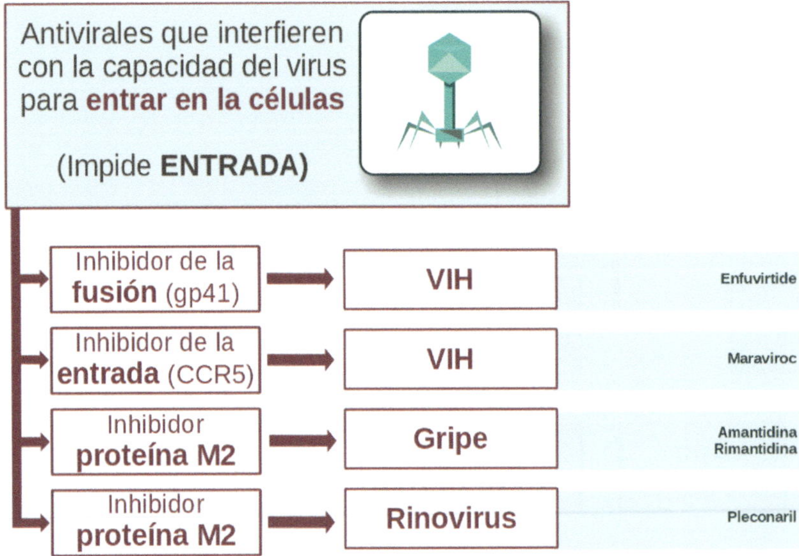

Antivirales que interfieren con la capacidad del virus para **entrar en la células**

(Impide **ENTRADA**)

Inhibidor de la **fusión** (gp41)
VIH
Enfuvirtide

Inhibidor de la **entrada** (CCR5)
VIH
Maraviroc

Inhibidor **proteína M2**
Gripe
Amantidina
Rimantidina

Inhibidor **proteína M2**
Rinovirus
Pleconaril

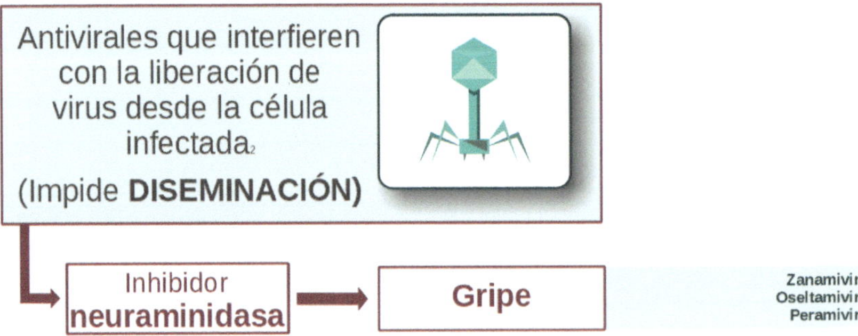

Antivirales que interfieren con la liberación de virus desde la célula infectada$_2$

(Impide **DISEMINACIÓN**)

Inhibidor **neuraminidasa**
Gripe
Zanamivir
Oseltamivir
Peramivir

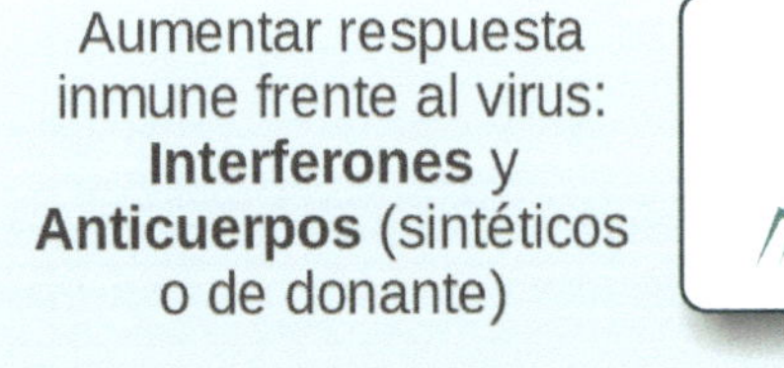
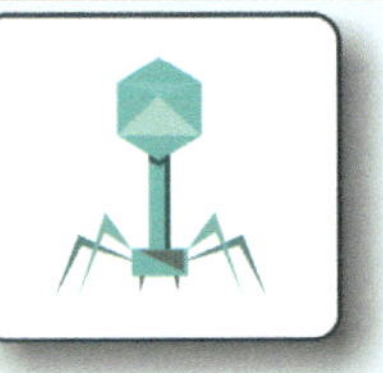

Aumentar respuesta inmune frente al virus: **Interferones** y **Anticuerpos** (sintéticos o de donante)

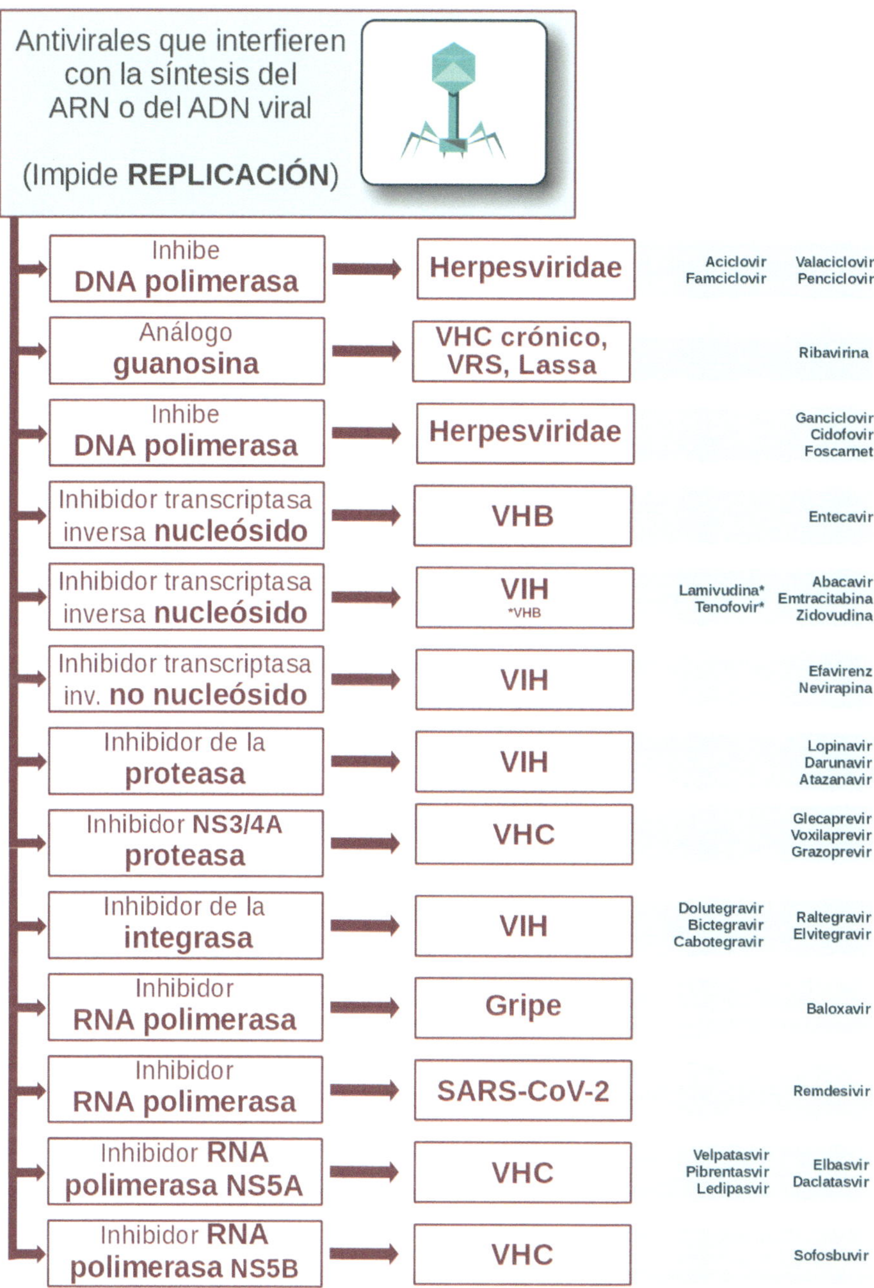

Antivirales que interfieren con la síntesis del ARN o del ADN viral
(Impide REPLICACIÓN)
Inhibe DNA polimerasa
Herpesviridae
Aciclovir Valaciclovir Famciclovir Penciclovir
Análogo guanosina
VHC crónico, VRS, Lassa
Ribavirina
Inhibe DNA polimerasa
Herpesviridae
Ganciclovir Cidofovir Foscarnet
Inhibidor transcriptasa inversa nucleósido
VHB
Entecavir
Inhibidor transcriptasa inversa nucleósido
VIH
*VHB
Lamivudina* Abacavir Tenofovir* Emtracitabina Zidovudina
Inhibidor transcriptasa inv. no nucleósido
VIH
Efavirenz Nevirapina
Inhibidor de la proteasa
VIH
Lopinavir Darunavir Atazanavir
Inhibidor NS3/4A proteasa
VHC
Glecaprevir Voxilaprevir Grazoprevir
Inhibidor de la integrasa
VIH
Dolutegravir Raltegravir Bictegravir Elvitegravir Cabotegravir
Inhibidor RNA polimerasa
Gripe
Baloxavir
Inhibidor RNA polimerasa
SARS-CoV-2
Remdesivir
Inhibidor RNA polimerasa NS5A
VHC
Velpatasvir Elbasvir Pibrentasvir Daclatasvir Ledipasvir
Inhibidor RNA polimerasa NS5B
VHC
Sofosbuvir

7. Microrganismos patógenos: virus

7.1 Infecciones por virus herpes simple y virus varicela-zoster

Virus del Herpes Simple (VHS)

Los virus del herpes simple (tanto el VHS-1 como el VHS-2) penetran a través de las mucosas o piel erosionada y tras replicarse en las células epiteliales invaden las neuronas de los ganglios sensitivos dorsales, donde pueden persistir en una fase de latencia y reactivarse posteriormente.

La primoinfección por VHS-1 produce faringitis y gingivoestomatitis y la reinfección el "**herpes labialis**". El VIH-1 y el VIH-2 ocasionan **úlceras** genitales. Otras manifestaciones son la **encefalitis** que afecta el lóbulo temporal, la queratoconjuntivitis, necrosis retiniana aguda, la infección neonatal y las infecciones viscerales en pacientes inmunodeprimidos.

El diagnóstico de las lesiones mucocutáneas del VHS suele ser clínico por las **lesiones vesiculosas múltiples dolorosas**. La inmunofluorescencia directa de las lesiones permite detectar antígenos en las mismas. La detección molecular mediante PCR es la técnica de diagnóstico virológico más utilizada y es de elección en la encefalitis herpética en LCR. La serología en muestras apareadas permite el diagnóstico y determinar si la infección es por VHS-1 o VHS-2.

Virus Varicela-Zoster (VVZ)

El Virus Varicela-Zoster (VVZ) produce dos cuadros clínicos diferentes:

- Varicela, como consecuencia de la infección inicial por el virus,
- Herpes Zoster, por reactivación del virus latente en los ganglios dorsales y del trigémino.

La **varicela** es una enfermedad exantemática muy contagiosa que cursa con un cuadro febril agudo, seguido al cabo de 1 a 2 días de un exantema vesiculoso generalizado pruriginoso, que acaba formando costras en el plazo de 2 semanas, momento en que el paciente deja de ser contagioso. La complicación más frecuente es la sobreinfección bacteriana de las lesiones.

El herpes zoster comienza con dolor en un dermatoma, generalmente de T3 a L3 o en la rama oftálmica del trigémino, con aparición en 2-3 días de un exantema que evoluciona a vesículas con prurito, pinchazos y sensaciones dolorosas. El herpes zoster oftálmico 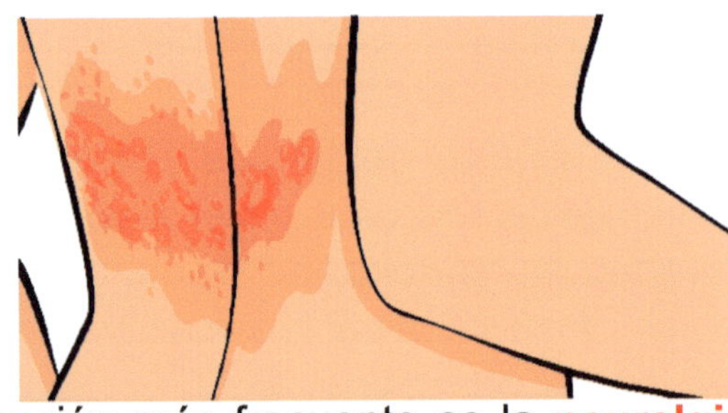 puede afectar el globo ocular. La complicación más frecuente es la **neuralgia postherpética**.

El diagnóstico de la varicela y del herpes zoster suele hacerse por la clínica. La PCR del líquido de las vesículas es la técnica diagnóstica más sensible. Las técnicas de inmunofluorescencia con anticuerpos marcados con fluoresceína se pueden utilizar sobre las lesiones. La serología identifica a personas susceptibles para tratamiento preventivo postexposición

Tratamiento VHS y VVZ

El **aciclovir** y sus análogos (**famciclovir** y **valaciclovir**) son los fármacos de elección en el tratamiento de las infecciones por VHS y VVZ.

Existe una **vacuna** atenuada (Oka) para uso en la infancia frente a la **varicela** y en personas mayores de 60 años para el **zoster**.

7.2 Infecciones por citomegalovirus, virus de Epstein-Barr y otros virus del grupo herpes

Citomegalovirus

El citomegalovirus (CMV) afecta a gran parte de la población mundial dando lugar a infecciones asintomáticas en la mayoría de casos o produciendo un **síndrome mononucleósico**, pero es una causa importante de enfermedad en pacientes con inmunodeficiencia, ya sea como infección primaria o por reactivación de la infección latente.

El CMV es la primera causa de infección viral en **personas receptoras de trasplantes de órganos**, sobre todo entre el 1º y 4º mes postrasplante. En **receptores de trasplantes de células madre hematopoyéticas** suele deberse a reactivación de una infección latente y la neumonía es la manifestación más común con una mortalidad superior al 80%.

En pacientes con SIDA el CMV ocasiona una **retinitis** que provoca ceguera en ausencia de tratamiento y con menor frecuencia afectación del sistema nervioso u otros órganos.

CMV puede ocasionar **enfermedad congénita**. Ocasiona un síndrome inespecífico en el 10% de los casos tras la primoinfección de la madre durante el embarazo. La principal secuela es la sordera.

La PCR cuantitativa en sangre, fundamentalmente, y la detección del antígeno (pp65) en leucocitos son las técnicas diagnósticas preferidas. La serología es útil si se documenta seroconversión o como indicador de infección pasada y la detección de IgM anti-CMV es sugestiva de infección reciente. Puede utilizarse el cultivo. La determinación de resistencias suele hacerse mediante identificación de mutaciones en sangre.

El **ganciclovir** y **valganciclovir** son los fármacos de elección. El **cidofovir** y el **foscarnet** se emplean en casos de resistencia a ganciclovir. En receptores de trasplante de órgano sólido el ganciclovir y el valganciclovir son eficaces como tratamiento preventivo. En casos de trasplantes de células madre hematopoyéticas la detección de ADN de CMV o la antigenemia pp65 permiten iniciar un tratamiento preventivo antes de que aparezcan las manifestaciones clínicas.

Virus de Epstein-Barr

La infección por virus de Epstein-Barr (VEB) en adolescentes produce la **mononuclesosis infecciosa,** que cursa con:

- Fiebre
- Faringitis
- Linfadenopatía
- Esplenomegalia
- Linfocitosis atípica
- Elevación de transaminasas (leve).

La enfermedad es benigna, pero pueden surgir complicaciones (rotura esplénica, obstrucción de la vía aérea, anemia hemolítica…).

El VEB, sobre todo en personas con inmunodeficiencia, está asociado a diversas **neoplasias** (linfoma de Burkitt, carcinoma nasofaríngeo, enfermedad de Hodgkin…) y a diversos **trastornos linfoproliferativos** (enfermedad linfoproliferativa ligada al cromosoma X, granulomatosis linfomatoide, linfohistiocitosis hemofagocítica y a la enfermedad linfoproliferativa postrasplante).

En personas con infección por VIH produce la **leucoplasia vellosa oral** (que puede tratarse con aciclovir), la neumonitis intersticial en niños y linfomas (el **linfoma primario del SNC** es la neoplasia más frecuente en el SIDA sin tratamiento antirretroviral).

En la mononucleosis infecciosa el diagnóstico etiológico se establece mediante la detección de anticuerpos heterófilos, IgM anti-cápside de VEB, más específica, o por seroconversión frente al EBNA. La PCR en el LCR es útil en el linfoma primario del SNC.

Virus del herpes humano 6 (VHH-6) y 8 (VHH-8)

El VHH-6 ocasiona la "roseola infantum" o **exantema súbito en niños** menores de 2 años de edad y con menor frecuencia encefalitis y diversos síndromes en pacientes inmunodeprimidos.

El VHH-8 está relacionado con el sarcoma de Kaposi, con el linfoma primario de cavidades serosas y con la enfermedad de Castleman multicéntrica.

7.3 Infecciones por parvovirus, virus del papiloma humano y molusco contagioso

Erythrovirus B19

El Erythrovirus B19 (EB19), anteriormente denominado parvovirus B19, se adquiere por vía respiratoria, se reproduce en las células precursoras de la médula ósea y ocasiona viremia y detención de la eritropoyesis que cesa cuando tiene lugar la producción de anticuerpos frente al virus.

El EB19 ocasiona:

- **Eritema infeccioso** (en los niños) o "Quinta enfermedad"
- Artropatía
- Crisis de anemia aplásica en sujetos con anemias hemolíticas
- Anemia persistente en pacientes inmunodeprimidos
- Hidropesía fetal y abortos cuando se produce la infección en la mujer embarazada.

El diagnóstico de las infecciones por EB19 se realiza mediante la detección de anticuerpos tipo IgM (eritema infeccioso, crisis aplásica transitoria e hidropesía fetal) y pruebas de amplificación de ácidos nucleicos (fase inicial de la crisis aplásica e infecciones en sujetos con inmunodeficiencias).

Virus del papiloma humano

La mayoría de las infecciones por virus del papiloma humano (VPH) se resuelven espontáneamente. Pueden ocasionar verrugas comunes, verrugas anogenitales, lesiones precancerosas y cáncer de cervix, vulva, vagina, pene, ano y orofaringe, dependiendo del tipo de virus y de la localización de las lesiones.

Las verrugas cutáneas y genitales se diagnostican por la clínica. En la mujer se utiliza la citología para evaluar si existen lesiones cervicales intraepiteliales escamosas en el cuello de útero. Las técnicas de detección de ADN se emplean como procedimiento de detección y tipado del VPH. En algunos lugares la detección de VPH ha desplazado a la citología como cribado inicial.

Se dispone de **vacunas** bivalentes, tetravalentes y nonavalentes. Estas vacunas protegen frente a los tipos de VPH 6 y 11 (causantes del 90% de las verrugas anogenitales), 16 y 18 (que ocasionan el 70% de los cánceres de cuello de útero) y otros de alto riesgo oncogénico (31, 33, 45, 52 y 58).

Molusco contagioso

El virus del molusco contagioso se transmite por contacto de piel a piel (muy frecuente en niños), por piscinas o por vía sexual. Ocasiona lesiones papulosas, umbilicadas de color carne que suelen durar meses y que se diagnostican por la clínica, recurriendo a la biopsia en caso de duda.

Tratamiento antiviral EB19, VPH, molusco contagioso

No se dispone de tratamiento antiviral específico para las enfermedades producidas por estos virus (EB19, VPH y molusco contagioso), utilizándose tratamiento de soporte y/o medidas locales para su erradicación. En pacientes inmunodeprimidos con anemia y cuadros graves por EB19 está indicado el tratamiento con inmunoglobulinas.

7.4 Infecciones respiratorias víricas frecuentes

Las infecciones respiratorias víricas agudas son las infecciones más frecuentes del ser humano. Afectan fundamentalmente a los niños y son responsables de la mayoría de las ausencias escolares y de casi la mitad del absentismo laboral.

Más de 200 virus pertenecientes a 10 géneros producen estas infecciones: rinovirus, coronavirus, virus respiratorio sincitial (VRS), virus parainfluenza, adenovirus, virus de la gripe, enterovirus, virus del herpes simple, metaneumovirus humano y bocavirus.

Las manifestaciones clínicas son similares independientemente de la etiología. Los 7 síndromes clínicos principales son:

- Resfriado común
- Faringitis
- Laringotraqueobronquitis
- Traqueítis
- Bronquiolitis
- Bronquitis
- Neumonía

No se realiza un diagnóstico etiológico en la mayoría de los casos en sujetos inmunocompetentes, pero sí en ocasiones, sobre todo en cuadros graves y pacientes con inmunodeficiencia. Las principales técnicas diagnósticas son las directas: detección del genoma mediante PCR, detección directa de antígenos y cultivo viral. La serología reviste interés sobre todo para estudios epidemiológicos.

El tratamiento es sintomático o de apoyo en la mayoría de casos. En formas graves o casos de alto riesgo de algunas de estas infecciones pueden utilizarse tratamiento específico: **ribavirina** y **palivizumab** en VRS o **cidofovir** en adenovirus. Posteriormente se aludirá a las infecciones por virus de la gripe y SARS-CoV-2

La profilaxis se basa en medidas de control de la infección estándar. Hay varias vacunas frente a determinados virus en fase de desarrollo.

7.5 COVID-19

A finales de 2019 surgió en la ciudad de Wuhan, en China, un nuevo coronavirus, denominado SARS-CoV-2 (Síndrome respiratorio agudo y grave por Coronavirus 2) que pronto se extendió por todo el mundo, causando una pandemia global. A fecha de 31 de marzo de 2024 a nivel mundial se habían confirmado 774 millones de casos y 7 millones de muertes.

El SARS-CoV-2 es un betacoronavirus con secuencias de ARN similares a coronavirus encontrados en el murciélago, considerado como su reservorio antes de su transmisión al hombre. El pangolín es posible que actuara como hospedador intermediario.

El SARS-CoV-2 ha dado lugar a variantes del virus con mayor transmisibilidad. La variante ómicron circulante en la actualidad (2024), con sus diversos sublinajes, confiere un mayor riesgo de reinfecciones, si bien su gravedad es menor.

Su principal modo de transmisión es de persona a persona a través de la vía aérea con un contacto estrecho. El periodo de infectividad se extiende desde 1 –2 días antes de que la persona infectada presente síntomas hasta los 10 días. En pacientes con neoplasias hematológicas y trasplantados la eliminación de virus persiste durante mayor tiempo.

Las manifestaciones clínicas de la enfermedad van desde formas asintomáticas, hasta casos de extrema gravedad y letales. La mayoría de las infecciones no son graves. El periodo de incubación suele ser de 3 a 5 días, pero puede llegar a 14 días. Los síntomas iniciales son los de una infección viral respiratoria, tales como congestión nasal, dolor de garganta, cefalea, tos, fiebre, etc. La pérdida de olfato o gusto es más frecuente que en otras infecciones víricas.

La complicación más frecuente es la **neumonía**, que en las formas más graves se asocia a un **síndrome de distrés respiratorio agudo**. Otras complicaciones son los fenómenos tromboembólicos, un estado inflamatorio, lesión cardiaca aguda, complicaciones neurológicas e insuficiencia renal.

La mayoría de los casos graves tienen lugar en personas de edad ≥ 65 años con comorbilidades o en personas con inmunodeficiencias. Si bien, SARS-CoV-2 puede ocasionar enfermedad grave en cualquier persona.

Algunos pacientes presentan síntomas persistentes o de nueva aparición tras la COVID-19 (enfermedad infecciosa por coronavirus aparecida en 2019) aguda. Estos síntomas pueden ser físicos (astenia, disnea, mialgias...), psicológicos o cognitivos (ansiedad, depresión, dificultad para concentrarse...).

El diagnóstico se plantea ante un paciente con fiebre o síntomas respiratorios, en un área donde exista transmisión comunitaria. Se realizará una prueba de detección de antígeno (muy accesible) o mediante PCR si se dispone de ella (más sensible).

La mayoría de los pacientes pueden ser tratados de forma domiciliaria con tratamiento sintomático (paracetamol si precisan por fiebre o dolor). Los pacientes de alto riesgo (edad igual o mayor 65 años, comorbilidades o no vacunados) pueden recibir **nirmatrelvir/ritonavir** durante 5 días por vía oral.

Los pacientes hospitalizados si no requieren oxígeno pueden ser tratados con **remdesivir**, si precisan oxígeno con **dexametasona** y **remdesivir**, y en algunos casos con **baricitinib** o **tocilizumab**. Está indicada la profilaxis antitrombótica, el tratamiento de soporte y el control de la hipoxemia que puede requerir ingreso en UCI y ventilación mecánica. El uso de anticuerpos monoclonales y el plasma de convaleciente tiene un papel limitado.

Existen diversas **vacunas** eficaces para disminuir las formas graves y la mortalidad por COVID-19 y que han sido reformuladas frente a las mutaciones en la proteína S de algunas variantes del virus.

Otras medidas preventivas cuando hay transmisión comunitaria son el lavado de manos, la higiene respiratoria, evitar el contacto con enfermos, mejorar la ventilación y el uso de mascarillas en determinadas situaciones.

7.6 Gripe

La gripe es una enfermedad infecciosa respiratoria aguda con manifestaciones sistémicas producida por los virus de la gripe A, B, C y D.

El virus de la gripe A puede producir pandemias con elevada mortalidad, que tienen lugar cada 10-40 años, con una periodicidad no bien establecida, al producirse recombinación de segmentos de ARN de diversas especies que resultan en cambios antigénicos mayores de su **hemaglutinina** y **neuraminidasa**.

Los virus de la gripe A y B ocasionan brotes epidémicos locales casi todos los años, en invierno en los climas templados, que se acompañan de mutaciones puntuales en el gen de la hemaglutinina (variaciones menores). Pueden afectar al 5-20% de la población adulta y ocasionan un aumento de mortalidad, sobre todo en la población anciana y con enfermedades crónicas (cardíacas, pulmonares...).

La gripe se transmite mediante aerosoles producidos con la tos y estornudos, pero también por contacto directo y a través de fómites; produce una infección extensa pero localizada en el sistema respiratorio; siendo las manifestaciones sistémicas mediadas por citoquinas.

Tras un periodo de incubación de 18-72 horas, produce un cuadro de inicio brusco con fiebre, mialgias, cefalea, malestar general, molestias oculares, y síntomas respiratorios (dolor faríngeo y tos), que cede habitualmente en pocos días, aunque puede persistir tos y astenia durante semanas. A veces la gripe no complicada es similar a un resfriado común.

Las principales complicaciones de la gripe son las respiratorias. La neumonía bacteriana y las formas mixtas son las neumonías más frecuentes en la gripe epidémica; cursan con un cuadro gripal que tras mejorar se sigue de clínica de neumonía. En la neumonía vírica primaria el cuadro gripal inicial no mejora, persiste la fiebre y la tos, y aparece disnea, puede haber esputo hemoptoico e infiltrados pulmonares intesticiales.

El diagnóstico suele hacerse por la clínica en pacientes ambulatorios durante la epidemia de gripe. En pacientes graves o con alto riesgo de complicaciones se realizará la detección del ARN viral mediante PCR en muestras respiratorias. Una alternativa menos sensible es la detección de antígenos mediante técnicas enzimáticas o inmunocromatográficas.

El tratamiento de elección en pacientes hospitalizados es **oseltamivir**, y como alternativas **peramivir** o **zanamivir**. Se aconseja añadir tratamiento antibiótico frente a *Streptococcus pneumoniae* y en casos graves también frente a *Staphylococcus aureus* meticilin resistente. En pacientes ambulatorios de alto riesgo se aconseja tratamiento con **oseltamivir** y como alternativas **zanamivir, peramivir** o **baloxavir**. Los fármacos antivirales deben administrarse lo antes posible. El tratamiento de la gripe no complicada se limita a medidas sintomáticas.

La **vacunación** antigripal con una vacuna trivalente o tetravalente es la principal medida preventiva. Se dispone de vacunas inactivadas, de virus vivos atenuados y recombinantes. Y están en desarrollo vacunas de ARNm y una vacuna universal. Las campañas anuales de vacunación en nuestro medio se centran en las personas con mayor riesgo de complicaciones (mayores de 50 años, mujeres embarazadas, personas con enfermedades crónicas pulmonares y cardíacas y recientemente niños)

7.7 Infección por virus de la inmunodeficiencia humana. SIDA, Infección por otros retrovirus

El síndrome de inmunodeficiencia adquirida (SIDA) es una pandemia causada por los virus de la inmunodeficiencia humana (VIH-1 principalmente y VIH-2). La infección se transmite por:

- Contacto sexual
- A través de la sangre
- Desde la madre al feto.

El VIH es un **retrovirus** que utiliza como receptor a la molécula CD4 y como correceptores a los receptores de quimocinas CCR5 y CXCR4 en linfocitos T, monocitos y macrófagos. En el interior celular el ARN viral sufre una transcripción inversa y el ADN complementario se integra en el genoma de la célula como un provirus. El ADN proviral puede quedar latente o formar nuevas partículas virales que al ser liberadas ocasionan la muerte celular.

El elemento fundamental en la patogénesis es una profunda inmunodeficiencia celular en las fases avanzadas de la infección como consecuencia de la **pérdida de linfocitos T CD4 y de su deterioro funcional**.

La historia natural de la infección por VIH puede dividirse en tres fases:

1. Síndrome retroviral **agudo**	2. Fase crónica de **latencia clínica**, con una mediana de 10 años	3. Fase de **SIDA**, caracterizada por infecciones y neoplasias oportunistas.

En la actualidad, en España la mayoría de los casos se transmiten a través de relaciones sexuales sin protección, especialmente entre hombres que tienen sexo con hombres (HSH).

- Las infecciones oportunistas más frecuentes en España son, de mayor a menor frecuencia:
  - Neumonía por *Pneumocystis jirovecii*
  - Tuberculosis
  - Candidiasis esofágica
  - Enfermedad por CMV
  - Toxoplasmosis cerebral
  - Leucoencefalopatía multifocal progresiva
  - Criptococosis extrapulmonar
  - Neumonía bacteriana recurrente.
- Los tumores más frecuentes son:
  - Sarcoma de Kaposi
  - Linfoma no Hodgkin.

El **recuento de linfocitos T CD4** en sangre es el mejor factor predictivo de infecciones oportunistas. La **cuantificación del ARN del VIH** en plasma (carga viral) es un factor pronóstico y un indicador de la eficacia del tratamiento.

Cuando los **linfocitos T CD4 son <200 células/mm3** se establece un diagnóstico de SIDA, al igual que cuando un paciente presenta una serie de **infecciones** (tuberculosis, neumonía por *Pneumocystis jirovecii*, candidiasis esofágica, toxoplasmosis cerebral, enfermedad por CMV, leucoencefalopatía multifocal progresiva…) o **tumores oportunistas** (sarcoma de Kaposi y linfoma no Hodgkin).

El diagnóstico de la infección VIH se establece mediante la detección de anticuerpos y antígeno p24 por ELISA y confirmación de anticuerpos mediante Western blot. En la infección aguda se determina también la carga viral en plasma mediante RT-PCR. En todos los casos, tras el diagnóstico de infección

VIH es esencial determinar el recuento de linfocitos T CD4 y la carga viral del VIH en plasma.

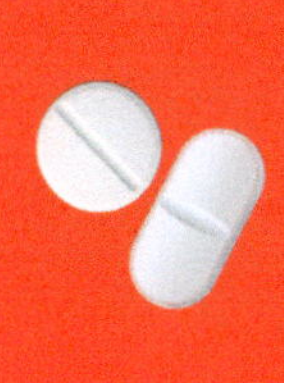

Tratamiento inicial

Combinación de **2 análogos de nucleósidos/nucleótidos** con un:

   a) **inhibidor de la integrasa**
   b) análogo de la transcriptasa no nucleósido
   c) inhibidor de la proteasa potenciado

La combinación a) se considera preferente para la mayoría de las personas que inician tratamiento:
- Bictegravir-emtricitabina-tenofovir alafenamida
- Dolutegravir-emtricitabina-tenofovir alafenamida

El tratamiento con Dolutegravir y Lamivudina es una alternativa en pacientes con CV <500.000 copias/ml.

La infección por VIH sin tratamiento produce, en la gran mayoría de pacientes, una inmunodeficiencia con infecciones oportunistas, neoplasias, manifestaciones neurológicas y muerte. El tratamiento antirretroviral ha permitido que la infección se haya convertido en una infección crónica.

La **prevención** es fundamental para controlar la infección por VIH. La **educación** y la **modificación de la conducta** son las medidas esenciales. No se dispone todavía de una vacuna eficaz.

Infección por otros retrovirus

El virus T-linfotrópico humano tipo 1 (HTLV-1) causa infección de los linfocitos T y origina su proliferación y transformación celular. Los pacientes infectados permanecen asintomáticos en >95% de los casos. El HTLV-1 causa la leucemia-linfoma de células T del adulto y la paraparesia espástica tropical o mielopatía asociada al HTLV.

El HTLV-2 es una causa infrecuente de paraparesia espástica tropical o mielopatía asociada al HTLV.

Se ha documentado la penetración de esta infección en España durante los últimos 30 años gracias a estudios transversales realizados en usuarios de droga por vía parenteral (ADVP).

7.8 Gastroenteritis víricas

Los virus son una causa frecuente de diarrea aguda (≈ 50%). Cuatro son los principales agentes que producen gastroenteritis:

- Rotavirus
- Norovirus
- Adenovirus entéricos
- Astrovirus.

El principal modo de transmisión de las gastroenteritis víricas es por vía fecal-oral. Los virus producen invasión de la mucosa del intestino delgado, con disminución de la absorción, secreción de fluidos y pérdida de los enzimas en el borde en cepillo de la mucosa, que suele recuperarse en 2 semanas. Los rotavirus producen además una diarrea secretora por la producción de una enterotoxina, la Proteína no estructural 4 (NSP4).

En climas templados las gastroenteritis víricas predominan en los meses fríos de otoño e invierno. Los norovirus son los principales responsables de los brotes de gastroenteritis vírica a nivel mundial. Son altamente contagiosos.

La mayoría de **gastroenteritis víricas** cursan con cuadros leves de resolución espontánea en los que no llega a hacerse un diagnóstico etiológico. Los rotavirus son responsables de la mayoría de cuadros graves en niños pequeños con deshidratación grave y mortalidad en países en vías de desarrollo.

Las manifestaciones clínicas no permiten diferenciar a las gastroenteritis víricas de las bacterianas, aunque las víricas suelen cursar con diarrea no sanguinolenta, los vómitos (sobre todo en niños e inicialmente) son algo más frecuentes y su duración es más corta (menos de 1 semana).

En la mayoría de los casos no se requiere hacer un diagnóstico etiológico. Si hay signos de gravedad (fiebre elevada, hipotensión, dolor abdominal intenso, o 6 o más deposiciones al día), edad avanzada o comorbilidades se hará un estudio bacteriológico de las heces y detección de material genético por PCR en heces que incluye patógenos bacterianos, parásitos y virus. El diagnóstico etiológico de las formas víricas se basa en la detección del antígeno vírico en heces.

El tratamiento consiste en **mantener la nutrición y la hidratación**. Están contraindicados los antibióticos y no se recomienda el uso general de fármacos antimotilidad.

La gastroenteritis por rotavirus es prevenible mediante la administración de **vacunas** orales (vacuna con virus atenuados y vacuna recombinante pentavalente frente a rotavirus humano-bovino).

7.9 Infecciones por enterovirus y reovirus

Los enterovirus son virus ARN que se caracterizan por replicarse en el tubo digestivo. Se adquieren principalmente por vía fecal-oral y son una causa muy frecuente de infecciones en la infancia. Comprenden los **poliovirus, virus coxsackie del grupo A, virus coxsackie del grupo B, echovirus y enterovirus**.

La poliomielitis por virus salvaje está erradicada en los países desarrollados y ha disminuido notablemente en el mundo, permaneciendo endémica en Afganistán y Pakistán. En la actualidad el número de casos de poliomielitis en el mundo es de unos pocos cientos de casos, incluyendo los producidos por virus circulantes derivados de la vacuna oral.

El resto de enterovirus son una causa muy frecuente de cuadros febriles en la infancia. Además, pueden ocasionar sepsis en recién nacidos, meningitis y encefalitis, pleurodinia, exantemas y enantemas, enfermedad de boca-mano-pie, miopericarditis, conjuntivitis hemorrágica aguda, etc.

El diagnóstico microbiológico de las infecciones por enterovirus se realiza mediante PCR, aislamiento del virus (en heces, LCR, muestras faríngeas, suero, etc.) cuando se requiere el tipado del aislado, o serología (de escasa utilidad en la clínica).

El tratamiento se basa en medidas sintomáticas o de soporte en casos graves. Se ha utilizado **inmunoglobulina i.v**. en en casos muy graves, **pleconaril** en meningitis con escaso resultado. **Pocapavir** está todavía en fase de desarrollo.

El **lavado de manos** es la principal medida preventiva en las infecciones por enterovirus. La poliomielitis es prevenible mediante vacunación con vacuna antipoliomielítica inactivada u oral.

Los reovirus ocasionan infecciones asintomáticas o leves en la infancia. Son causa también de diarrea aguda e infecciones respiratorias en la infancia.

7.10   Sarampión, rubeola y parotiditis

El **sarampión**, la **rubeola** y la **parotiditis** son enfermedades prevenibles mediante **vacunación**. En los países donde existen buenos programas de vacunación sistemática su incidencia ha disminuido notablemente, pero aún se observan casos a veces en forma de brotes o con manifestaciones atípicas.

Se debe sospechar **sarampión** cuando un paciente no vacunado con exposición al virus en los 10-14 días previos, presenta fiebre elevada, pródromos con tos, coriza, conjuntivitis y al cabo de 3 a 4 días aparece un exantema maculopapuloso que comienza en la cabeza y se extiende hacia bajo y hacia fuera, afectando a palmas y plantas. Las **manchas de Koplik**[3] son patognomónicas. Suele asociar leucopenia. En sujetos vacunados puede tener formas atípicas.

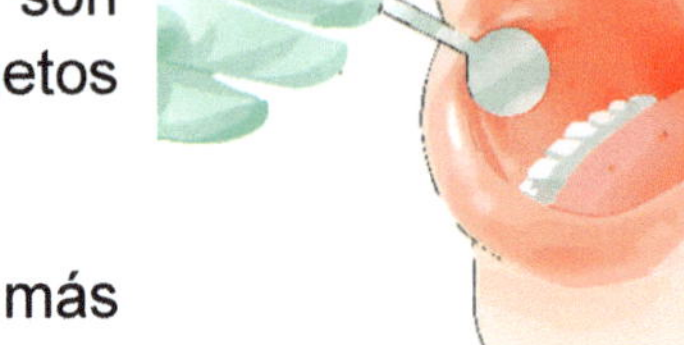

Las complicaciones del **sarampión** más frecuentes son:

- Las sobreinfecciones bacterianas de vías respiratorias (otitis, neumonías)
- Las complicaciones neurológicas (encefalitis, encefalomielitis diseminada aguda y panencefalitis esclerosante subaguda).

El diagnóstico microbiológico del **sarampión** se realiza por la detección de IgM sérica o el aumento de 4 veces el título de IgG, detección de material genético por PCR o cultivo.

---

[3]   Pequeños granos, con frecuencia sobre un fondo rojizo, que aparecen en la superficie interna de las mejillas en las etapas iniciales.

El tratamiento es de soporte, aunque en formas graves en la infancia se puede administrar **vitamina A** y **ribavirina**.

La **rubeola** adquirida es una enfermedad benigna, que cursa con síntomas prodrómicos leves, exantema maculo-papuloso y linfadenopatías. Su importancia radica en que la infección en la **mujer embarazada** puede producir aborto, muerte fetal y un síndrome de rubeola congénita (con afectación de múltiples órganos: ojos, oídos, corazón…). Se diagnostica mediante detección de IgM sérica, aumento de 4 veces el título de anticuerpos, PCR o cultivo viral.

La **parotiditis** es una enfermedad benigna que cursa con una fase prodrómica seguida de crecimiento bilateral (75%) de las **glándulas parótidas**. Entre las complicaciones destacan la **orquitis** y la **meningitis aséptica**. Se diagnóstica por la detección de IgM sérica, aumento de 4 veces el título de IgG, PCR o cultivo.

Está indicada la **vacunación** sistemática a la población con **vacuna triple vírica** para prevenir estas infecciones, administrada en dos dosis: la primera a los 12-15 meses de edad y la segunda a los 3-4 años. Es una **vacuna de virus vivos atenuada** y está contraindicada en el embarazo y en casos de inmunodeficiencia grave.

7.11   Rabia

El virus de la **rabia** se transmite al hombre por la mordedura de animales infectados, sobre todo **perros** en África y Asia, ocasionando una encefalitis que es mortal en casi todos los casos. En países desarrollados se produce por mordeduras de **animales salvajes** (murciélagos, zorros, mapaches…).

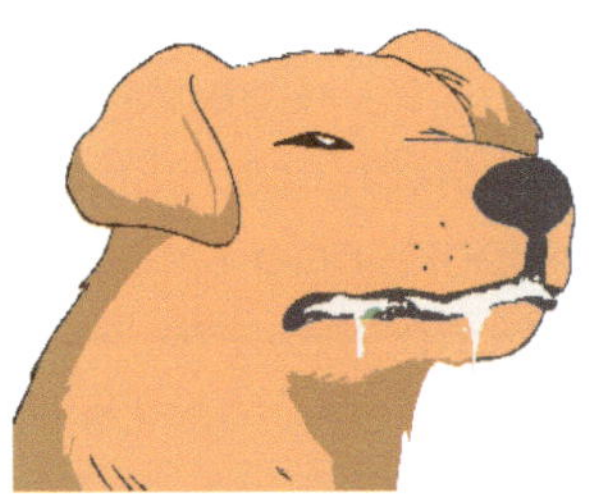

De todas las enfermedades infecciosas la rabia es la que tiene mayor **letalidad**. Según la OMS 59.000 personas mueren anualmente debido a la rabia.

La rabia cursa con:

1. Periodo de **incubación** Usualmente de 20 a 90 días	2. Fase de **pródromos** inespecíficos	3. **Encefalitis** (que finalmente lleva a la muerte) con: - Agitación (80%) - Forma paralítica (20%)

Ante la sospecha de rabia el diagnóstico se confirma mediante técnicas de determinación genómica molecular (PCR) o de detección de antígenos en muestras de saliva, LCR, biopsia cutánea del cuello o tejido cerebral. La serología puede ser útil en personas no inmunizadas.

La rabia es una enfermedad prevenible mediante **profilaxis pre y postexposición**. Si se produce una mordedura sospechosa de poder transmitir la rabia tras limpiar la herida se debe aplicar **gammaglobulina antirrábica** y administrar la vacuna antirrábica postexposición lo antes posible.

Una vez aparecen las manifestaciones clínicas de la encefalitis la rabia es mortal en casi todos los casos. Puede utilizarse una estrategia de cuidados paliativos o una aproximación "agresiva" en la que se combinen diversos fármacos: vacuna de la rabia, gammaglobuilina anti-rábica, ribavirina, amantadina, interferón alfa, favipiravir y neuroprotectores.

7.12   Infecciones víricas transmitidas por artrópodos y roedores

Los virus zoonóticos infectan a animales y ocasionalmente infectan al hombre a través de picadura de **artrópodos** (mosquitos o garrapatas) o contacto con **pequeños animales** (roedores, pájaros y murciélagos).

Más de 115 virus zoonóticos ocasionan enfermedad en el hombre, pertenecientes a las familias: *Flaviviridae, Orthomyxoviridae, Arenaviridae, Hantaviridae, Nairoviridae, Peribunyaviridae, Phenuiviridae, Togaviridae, Rhabdoviridae* y *Reoviridae*.

La mayoría de las infecciones son asintomáticas. Las manifestaciones clínicas pueden agruparse en 4 síndromes clínicos:

- **Fiebre y mialgias con o sin exantema:** Los principales virus causantes de fiebre y mialgias son el virus de la coriomeningitis linfocitaria (que se transmite por contacto con ratones y tiene un comienzo típicamente gradual), el virus del **Dengue**, **Chikungunya** y **Zika** (transmitidos por los mosquitos *Aedes aegypti* y *Aedes albopictus*).
- **Artritis y exantema**: **Chikungunya** es el paradigma de arbovirus trasmitido por mosquitos que causa fiebre y artritis/artralgias.
- **Encefalitis**: Las **encefalitis por arbovirus** (**encefalitis equinas**, **encefalitis del Oeste del Nilo**, **Encefalitis transmitida por garrapatas**…) se adquieren por la picadura de mosquitos o garrapatas. Cursan con una fase prodrómica inespecífica seguida del cuadro de encefalitis.
- **Fiebres hemorrágicas**: Las **fiebres hemorrágicas** están causadas por más de 25 virus distintos (**Ébola, Marburgo, Hantaan, Dengue grave, Fiebre amarilla, Fiebre hemorrágica de Crimea-Congo**…). Tras un periodo de incubación de 2 días a 4 semanas dan lugar a manifestaciones prodrómicas inespecíficas seguidas de manifestaciones hemorrágicas

con disfunción de órganos y muerte en el 5-90%). En España hay constancia de la circulación del virus del **Oeste del Nilo**, virus **Toscana** y virus de la fiebre hemorrágica de **Crimea Congo** y se han producido casos humanos.

El **virus Zika**, no sólo se transmite por la picadura del mosquito *Aedes aegypti* y *Aedes albopictus* (mosquito tigre presente también en Europa), también puede ser transmitido eficientemente por **vía sexual**. Ocasiona fiebre no muy elevada, mialgias, exantema pruriginoso maculo-papuloso, artralgias y conjuntivitis. Como complicaciones produce microcefalia congénita, abortos y síndrome de Guillain-Barré.

El diagnóstico de las infecciones por virus zoonóticos se sospecha por el **antecedente epidemiológico** y **el cuadro clínico** y precisa confirmación mediante serología o técnicas de determinación genómica mediante PCR en tiempo real y detección de antigenemia en las fiebres hemorrágicas.

El tratamiento de estas infecciones es sintomático o de soporte en infecciones graves. En algunas fiebres hemorrágicas la administración de plasma de la fase de convalecencia y la ribavirina han sido útiles.

La principal medida de prevención consiste en evitar el contacto con los animales transmisores de estas infecciones. Se dispone de **vacuna** frente a la **fiebre amarilla** y la **encefalitis japonesa B**, **Ébola** y **dengue**.

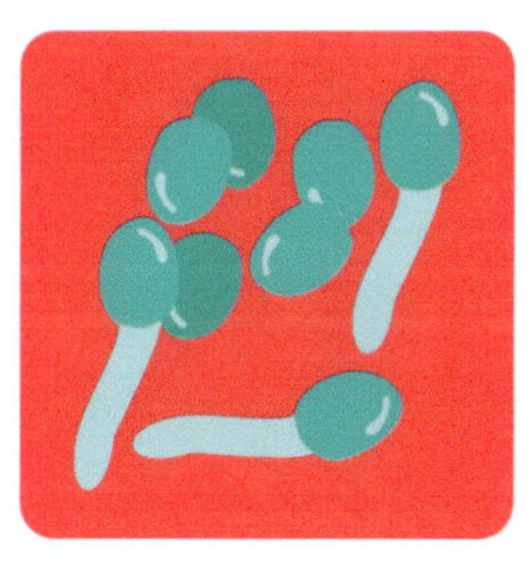

Microorganismos patógenos: hongos

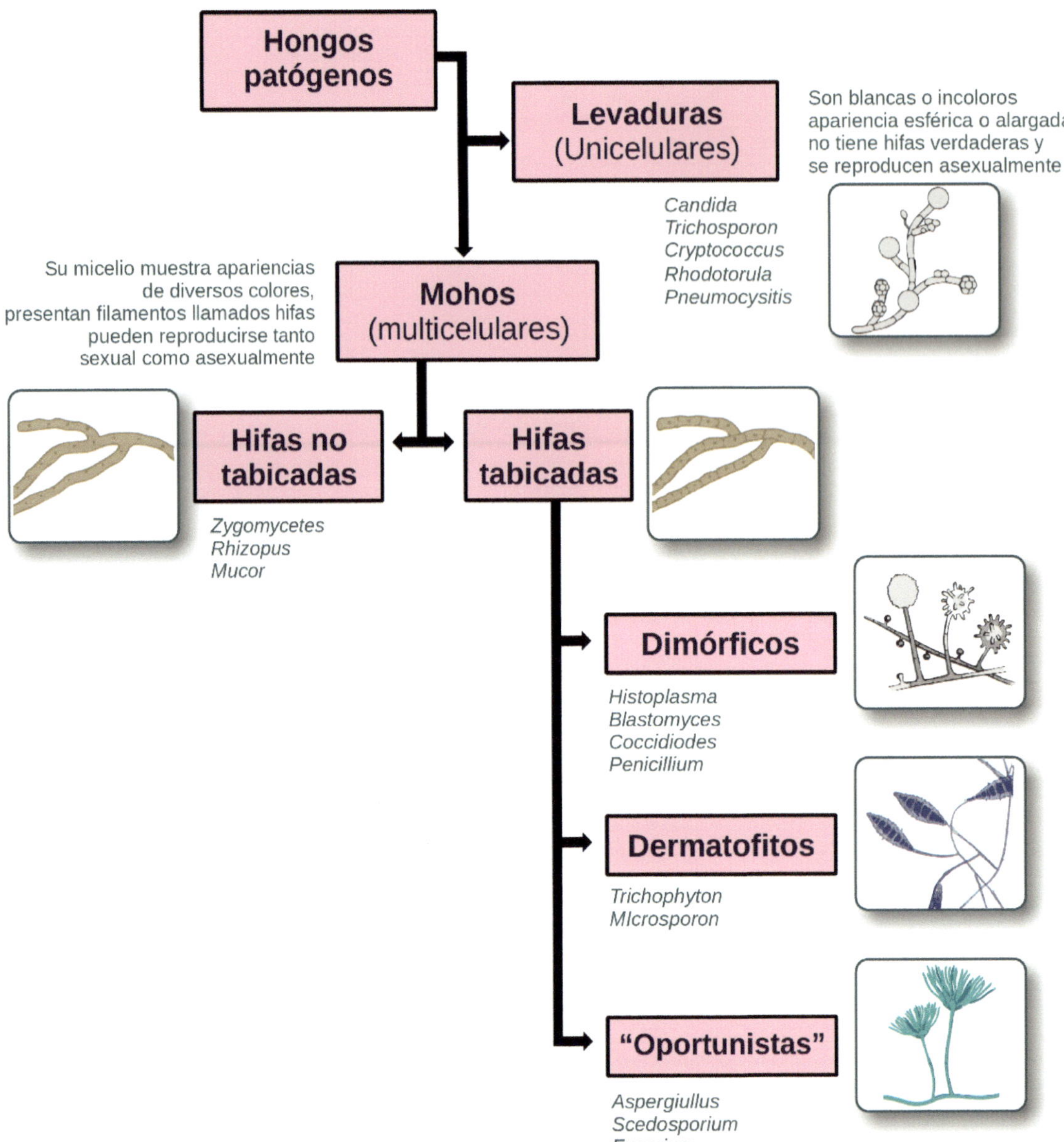
Hongos patógenos

Levaduras (Unicelulares)

Son blancas o incoloros apariencia esférica o alargada, no tiene hifas verdaderas y se reproducen asexualmente

Candida
Trichosporon
Cryptococcus
Rhodotorula
Pneumocysitis

Su micelio muestra apariencias de diversos colores, presentan filamentos llamados hifas pueden reproducirse tanto sexual como asexualmente

Mohos (multicelulares)

Hifas no tabicadas

Zygomycetes
Rhizopus
Mucor

Hifas tabicadas

Dimórficos

Histoplasma
Blastomyces
Coccidiodes
Penicillium

Dermatofitos

Trichophyton
MIcrosporon

"Oportunistas"

Aspergiullus
Scedosporium
Fusarium

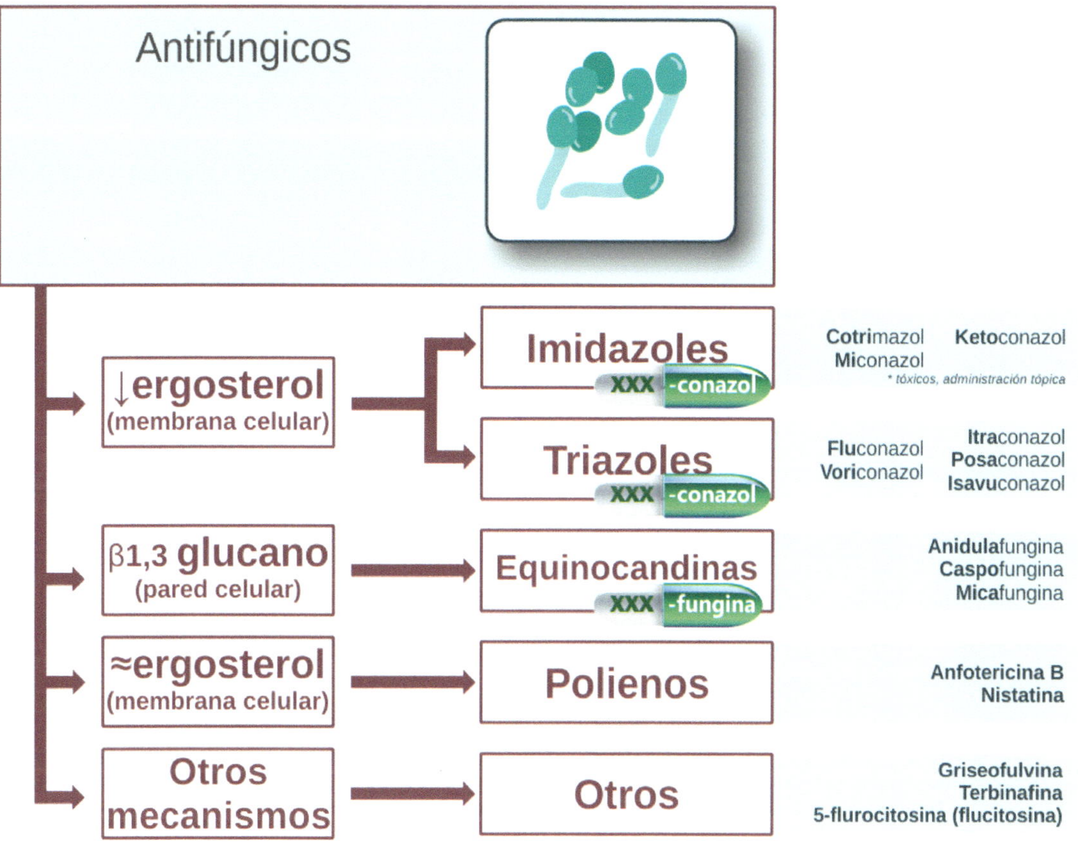
Antifúngicos
↓ergosterol
(membrana celular)
β1,3 glucano
(pared celular)
≈ergosterol
(membrana celular)
Otros mecanismos
Imidazoles
XXX -conazol
Triazoles
XXX -conazol
Equinocandinas
XXX -fungina
Polienos
Otros
Cotrimazol   Ketoconazol
Miconazol
* tóxicos, administración tópica
Fluconazol   Itraconazol
Voriconazol   Posaconazol
              Isavuconazol
Anidulafungina
Caspofungina
Micafungina
Anfotericina B
Nistatina
Griseofulvina
Terbinafina
5-flurocitosina (flucitosina)

8. Microorganismos patógenos: hongos

8.1 Infecciones por hongos: generalidades y candidiasis

Las infecciones por *Candida* spp. pueden dividirse en:

- Formas mucocutáneas leves
- Infecciones diseminadas graves con fungemia y afectación de diversos órganos.

El estado inmunitario del hospedador es determinante del cuadro clínico. Por ejemplo:

- Infección diseminada en paciente neutropénico
- Infección mucocutánea recidivante en paciente con inmunodeficiencia celular
- Infección mucocutánea asociada con el uso de antibióticos.

Los principales factores de riesgo para candidiasis son:

- Uso de antibióticos o corticoides
- Neoplasias hematológicas
- Receptores de trasplantes
- Neutropenia por quimioterapia
- Catéteres intravasculares
- Nutrición parenteral
- Infección VIH,
- Perforación intestinal
- Cirugía abdominal

El aislamiento de *Candida* spp. en secreciones respiratorias y en orina de pacientes asintomáticos suele ser mera **colonización** y no requiere tratamiento.

La candidemia nunca debe considerarse contaminación. Se evaluará a todos los pacientes (incluyendo examen ocular) y se les tratará con antifúngicos sistémicos.

Entre las formas clínicas más frecuentes de candidiasis se encuentran la infección **mucocutánea**, **candidemia**, **infecciones urinarias**, **peritonitis**, **meningitis** y **endoftalmitis**.

El diagnóstico de la candidiasis invasiva requiere cultivos de sangre y de los posibles sitios estériles afectados. La determinación de **beta-D-glucano** puede ser útil.

Candida albicans es la especie más frecuente (50%) y suele ser sensible a **fluconazol**, aunque en pacientes neutropénicos se recomienda el tratamiento empírico con una **equinocandina** (caspofungina, anidulafungina, micafungina). Se recomienda también tratamiento empírico con una equinocandina ante infecciones por *Candida krusei* o *Candida glabrata*.

Se recomienda el uso de **anfotericina B liposomial** con o sin **fluorocitosina** como tratamiento inicial de la meningitis y de la endocarditis por *Candida*.

8.2 Aspergilosis, criptococosis, pneumocistosis, micosis endémicas y otras micosis

Aspergilosis

La aspergilosis invasiva, pulmonar y diseminada, tiene lugar en pacientes con inmunodeficiencia (leucemias, receptores de trasplantes, corticoides, neutropenia…), en los que causa enfermedad con una elevada mortalidad.

Es necesario mantener un alto índice de sospecha para establecer el diagnóstico de **aspergilosis pulmonar** en sujetos con inmunodeficiencia. En estos pacientes se realizarán pruebas de imagen (Rx y TAC de tórax), técnicas invasivas con toma de biopsias para estudio histopatológico y cultivos, **detección de galactomanano** y métodos moleculares para establecer el diagnóstico.

El tratamiento de primera elección de la aspergilosis invasiva es el **voriconazol**. **Posaconazol** e **isovuconazol** son alternativas.

Otras formas clínicas de la infección por *Aspergillus* son:

- Sinusitis crónica
- Aspergilosis broncopulmonar alérgica
- Aspergiloma
- Traqueo-bronquitis
- Endocarditis
- Aspergilosis diseminada

Criptococosis

Cryptococcus neoformans es una de las primeras causas de **meningoencefalitis** en pacientes con SIDA. La infección se adquiere por inhalación y suele cursar como una meningitis subaguda.

Las manifestaciones clínicas fuera del SNC son menos frecuentes (pulmonar, cutánea…). La punción lumbar permite establecer el diagnóstico mediante **visión directa con tinción de tinta china**, detección de **antígeno** criptocócico y confirmación por cultivo. La detección del genoma mediante PCR en el LCR puede ser útil. El tratamiento de primera elección es **anfotericina B** con **flucitosina**. Posteriormente puede sustituirse por **fluconazol**.

Pneumocistosis, micosis endémicas y otras micosis

Pneumocystis jirovecii es una causa frecuente de neumonía en pacientes con SIDA, cursa de forma subaguda, con infiltrados perihiliares bilaterales en la Rx de tórax. La PCR y la visualización directa con inmunofluorescencia del microorganismo en secreciones respiratorias (esputo inducido, o LBA) es diagnóstica. **TMP-SMX**, con **corticoides** si existe insuficiencia respiratoria, es el tratamiento de elección.

Micosis endémicas y otras micosis

Las micosis endémicas están causadas por hongos ambientales en determinadas regiones, comprenden la histoplasmosis, blastomicosis, coccidioidomicosis y penicilosis. Existen casos aislados de histoplasmosis en España.

Otras micosis sistémicas a considerar en pacientes inmunodeprimidos son mucormicosis (diabéticos), fusariosis, pseudoalesqueriosis y scedosporiosis (leucemias y receptores de trasplantes).

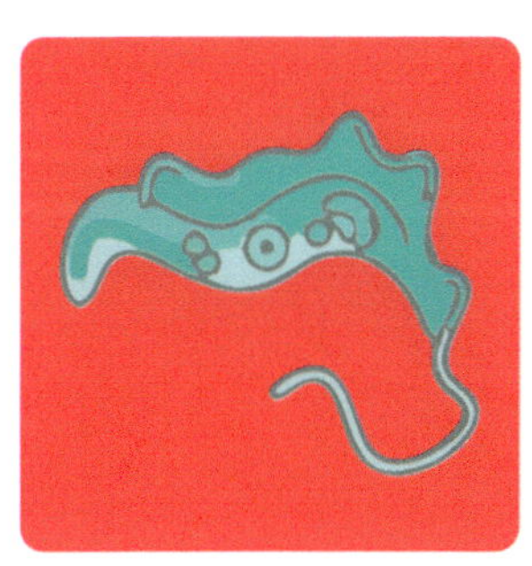

Microorganismos patógenos: parásitos

I.   Protozoos

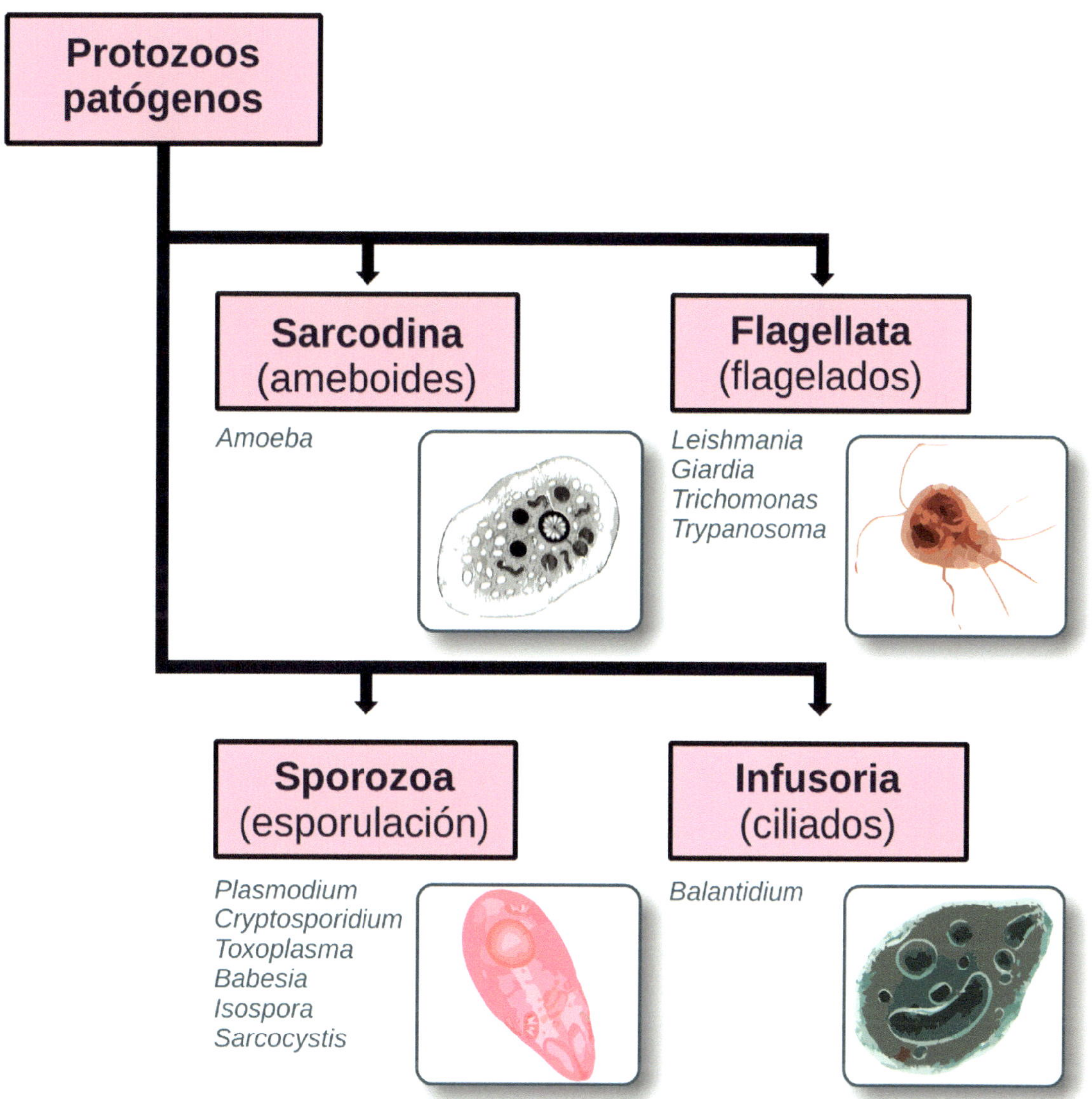

Protozoos patógenos
Sarcodina (ameboides)
Amoeba
Flagellata (flagelados)
Leishmania
Giardia
Trichomonas
Trypanosoma
Sporozoa (esporulación)
Plasmodium
Cryptosporidium
Toxoplasma
Babesia
Isospora
Sarcocystis
Infusoria (ciliados)
Balantidium

9. Microorganismos patógenos: parásitos

9.1 Amebiasis, leishmaniasis, toxoplasmosis y tripanosomiasis

Amebiasis

La ingestión de quistes de *Entamoeba hystolitica* es una causa frecuente de **diarrea**, **disentería** y **abscesos hepáticos** en países en vías de desarrollo. El diagnóstico se realiza por determinación de genoma mediante PCR, detección de antígeno de *Entamoeba hystolitica* o por identificación de quistes o trofozoitos en las heces. El absceso hepático se diagnóstica a través de técnicas de imagen y por serología. El **metronidazol** es el fármaco de elección para las formas invasoras y la **paramomicina** para los quistes.

Las amebas de vida libre (*Naegleria, Acanthamoeba, Balamuthia* y *Sappinia*) son una causa infrecuente de infecciones muy graves del sistema nervioso central. *Acanthamoeba* produce queratitis, nasofaringitis o afectación cutánea.

Leishmaniasis

Los protozoos del género *Leishmania* se transmiten al hombre por picadura de mosquitos (flobotomo) pudiendo ocasionar **lesiones cutáneas**, **mucosas** y la **leishmaniasis visceral (kala-azar)**. La leishmniasis visceral es endémica en el Mediterráneo, siendo el perro el principal reservorio.

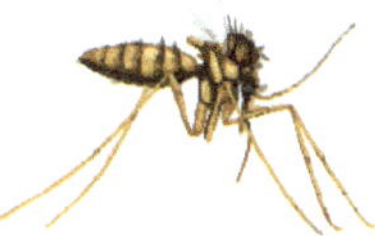

La leishmaniasis visceral cursa con fiebre prolongada, debilidad, pérdida de peso y esplenomegalia. Se acompaña de anemia intensa, trombocitopenia, leucopenia, hipoalbuminemia y elevación de gammaglobulinas. Sin tratamiento suele ser mortal. Las principales técnicas diagnósticas son la identificación de amastigotes en un aspirado (médula ósea, adenopatía…), la PCR, el cultivo y la serología. La **anfotericina B liposómica** es el fármaco de elección en países desarrollados y en zonas endémicas con resistencias a los antimoniales pentavalentes

Toxoplasmosis

La toxoplasmosis se adquiere por la ingesta de carne cruda o poco cocinada, frutas o verduras mal lavadas o por ingesta de agua con ovoquistes de *Toxoplasma gondii*. También se trasmite desde la madre al feto o por trasplante de órganos. La infección suele ser asintomática en inmunocompetentes, aunque puede ocasionar un cuadro febril con adenopatías autolimitado. En inmunodeprimidos, como por ejemplo en el SIDA, puede causar toxoplasmosis ocular y afectación del sistema nervioso central y de otros órganos por reactivación. El parásito cruza la placenta y puede transmitirse al feto si la madre se infecta por primera vez durante el embarazo. El diagnóstico suele hacerse por la serología, aunque en inmunodeprimidos se combina con la detección de abscesos en SNC y la respuesta al tratamiento. La PCR puede ser útil. El tratamiento de elección en inmunodeprimidos es **sulfadiacina** más **pirimetamina** o **trimetoprim-sulfametoxazol**.

Tripanosomiasis

Trypanosoma cruzi produce la **enfermedad de Chagas** en América, transmitida por insectos triatominos (redúvidos, *Panstrongylus megistus*), pudiendo dar una infección aguda y una forma crónica con **afectación cardíaca**, **megaesófago** o **megacolon**. La identificación por serología de la fase crónica puede permitir el tratamiento (**benznidazol** o **nifurtimox**).

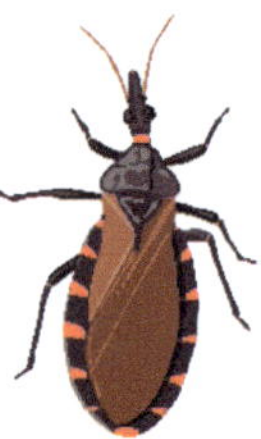

Trypanosoma brucei ocasiona la tripanosomiasis africana o **enfermedad del sueño** (*Trypanosoma brucei rhodesiense* del África oriental y *Trypanosoma brucei gambiense* del África occidental). Se transmite por la mosca tsetsé. La enfermedad puede tener un chancro inicial seguido de una fase febril y posterior invasión del SNC. La identificación de tripanosomas establece el diagnóstico. **Pentamidina, eflornitina, nifurtimox, fexinidazol, suramina** y **melarsoprol** con prednisolona son fármacos utilizados según la especie y la afectación del SNC.

9.2 Paludismo y babebiosis

Paludismo

El paludismo es una infección producida por especies de *Plasmodium* que se transmiten a través de la picadura de mosquitos *Anopheles* y que está ampliamente extendida en países tropicales.

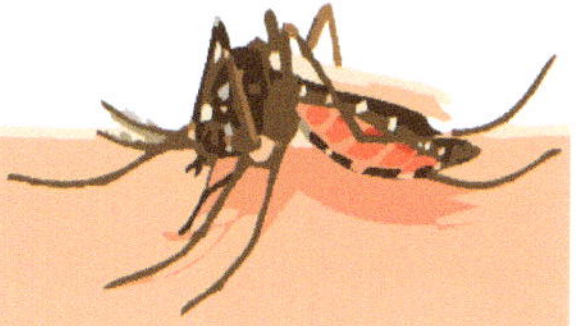

- Casi todos los casos de paludismo grave están causados por *Plasmodium falciparum*.
- *Plasmodium vivax* y *Plasmodium ovale* producen formas hepáticas inactivas (**hipnozoítos**) que pueden dar lugar a recaídas de la enfermedad.

Las alteraciones eritrocitarias que se producen en la infección son responsables de las principales manifestaciones: la fiebre y la anemia. En las formas graves por *Plasmodium falciparum* la citoadherencia de los eritrocitos y la formación de rosetas son fundamentales en la patogénesis.

Se debe de sospechar paludismo en toda persona con fiebre que regrese de una zona endémica de paludismo.

En estos pacientes e debe realizar:

- Examen de gota fina y gruesa de sangre en busca del parásito, de la caracterización de la especie y del grado de parasitemia
- Test rápidos para la detección de antígeno de *Plasmodium*
- Pruebas de amplificación de ácidos nucleicos, si se dispone de ellas.

El paludismo por *Plasmodium falciparum* debe considerarse una urgencia médica, que requiere el tratamiento precoz y la vigilancia del paciente en busca de signos de paludismo complicado (confusión, disminución del nivel de conciencia, agitación, convulsiones, ictericia…).

El tratamiento del paludismo debe tener en cuenta la especie infectante y la zona de adquisición de la enfermedad (conocer si en esa zona existe o no resistencia a cloroquina o artemisina).

	Plasmodium vivax *Plasmodium ovale*	*Plasmodium falciparum* (áreas resistentes a cloroquina)
	Cloroquina En áreas de *Plasmodium vivax* resistente a cloroquina utilizar derivados de la artemisina * La primaquina es necesaria para tratar las formas hepáticas	**No grave**: Combinación con derivados de la artemisina vía oral. **Grave** (zonas sensible a artemisina), Artesunato iv. **Grave** (zonas con resistencia a artemisina como el sudeste de Asia), artesunato con quinina iv.

La **profilaxis** es esencial y debe contemplar medidas para **evitar la exposición al mosquito y su picadura**, así como la **quimioprofilaxis** (atovacuona-proguanil, mefloquina, doxiciclina, hidroxicloroquina…) que deben realizar todos los viajeros a zonas de paludismo.

Babebiosis

La babesiosis es una zoonosis parecida al paludismo que se transmite por garrapatas y que está causada por protozoos del género *Babesia* (*Babesia microti*, *Babesia divergens*…). Cursa con un cuadro febril con anemia, que puede ser muy grave en pacientes con inmunodeficiencia. Se diagnostica al ver las formas intraeritrocitarias con un frotis de sangre, mediante PCR y serología. Se trata con **atovacuona** y **azitromicina** por vía oral, o en las formas graves con azitromicina IV más atovacuona oral, o con **quinina** y **clindamicina** oral y exanguinotransfusión.

9.3 Infecciones por protozoos intestinales y tricomoniasis

La ingestión de quistes de *Giardia duodenalis* (también conocida como *Giardia intestinalis o Giardia lamblia*) es una causa frecuente de diarrea, sobre todo en situaciones con mala higiene fecal (p.ej. guarderías). Ocasiona casos esporádicos de diarrea agua o brotes y diarreas crónicas con malabsorción. El diagnóstico se realiza mediante la detección de antígeno de *Giardia duodenalis* en las heces, PCR o por la demostración de los quistes o trofozoitos. El **tinidazol** y la **nitazoxanida** son los fármacos de elección.

Cryptosporidium spp. ocasionan diarrea autolimitada en personas inmunocompetentes y enfermedad crónica en inmunodeprimidos (SIDA) con diarrea secretora grave y afectación del árbol biliar. El diagnóstico se hace por PCR, detección de antígeno o por la identificación de los quistes en heces con técnicas específicas. La **nitazoxanida** es el fármaco de elección en pacientes inmunodeprimidos.

Otros protozoos intestinales (*Cystoisospora belli, Cyclospora cayetanensis*, microsporidios, *Balantidium coli, Blastocystis* spp., *Dientamoeba fragilis*) ocasionan infecciones con menor frecuencia. Ante situaciones epidemiológicas compatibles las pruebas diagnósticas microbiológicas en heces o tejidos permiten su identificación y tratamiento con antiparasitarios.

Trichomonas vaginalis es una causa muy frecuente de **infección de transmisión sexual**. En el hombre suele cursar de forma asintomática y en la mujer ocasiona vaginitis con secreción maloliente y diversos síntomas urogenitales. El diagnóstico se basa en amplificación de ácidos nucleicos en la secreción vaginal o uretral; o en la visualización de las tricomonas en la secreción vaginal. Se debe tratar con **metronidazol** o **tinidazol** a todos los pacientes infectados, sintomáticos o no, y a sus contactos sexuales.

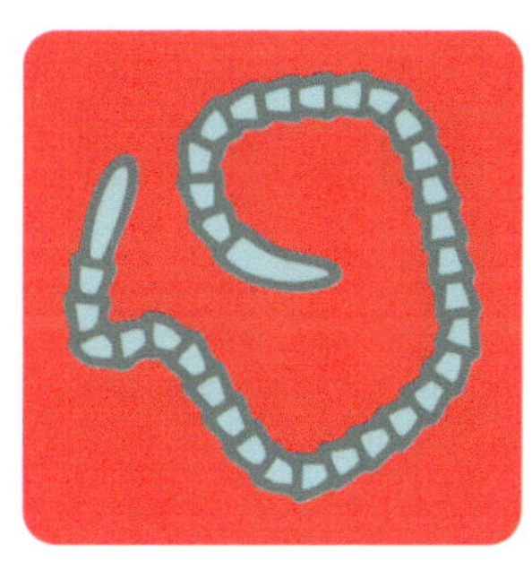

Microorganismos patógenos: parásitos

II. Helmintos

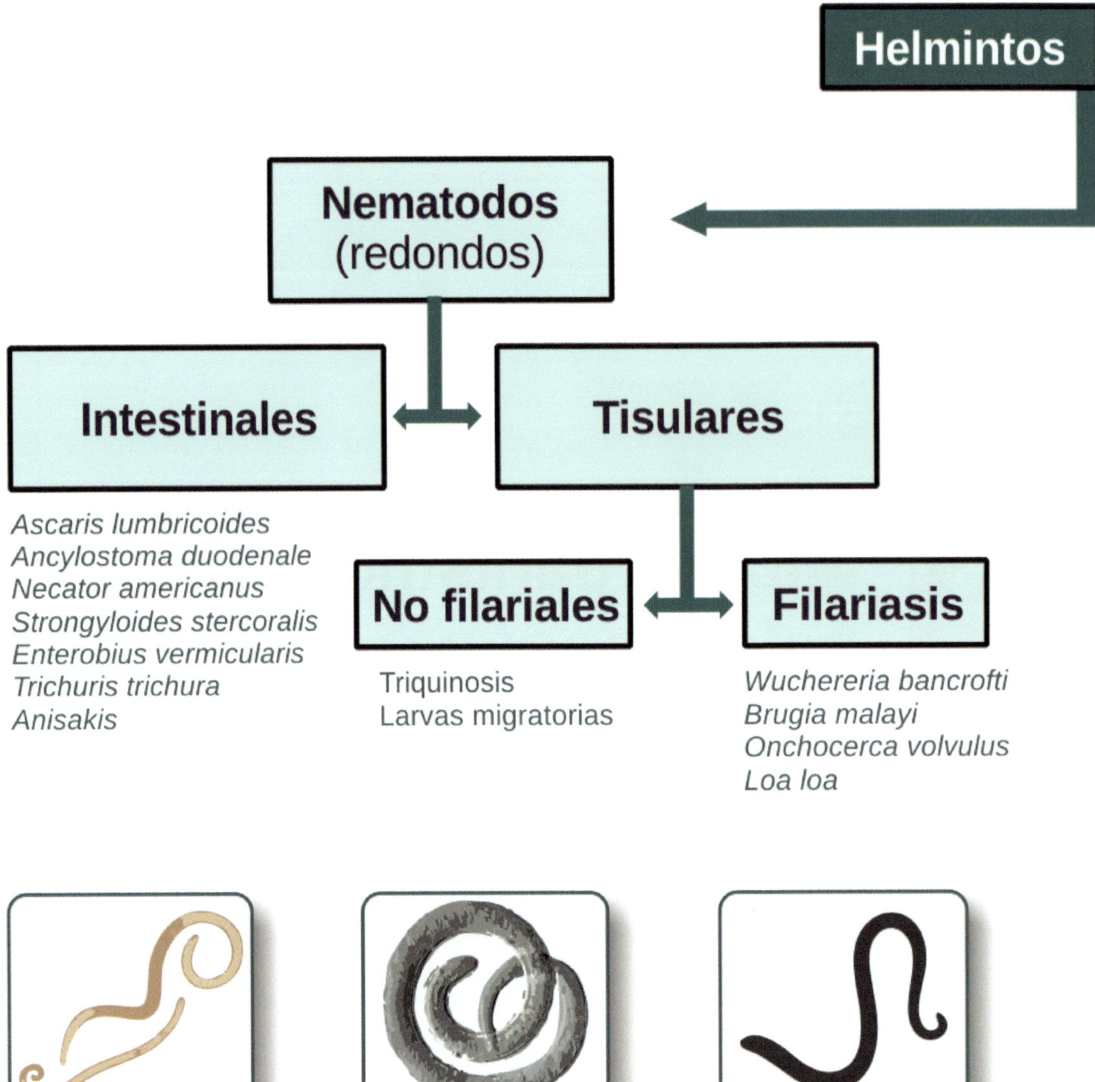
Helmintos
Nematodos
(redondos)
Intestinales
Tisulares
Ascaris lumbricoides
Ancylostoma duodenale
Necator americanus
Strongyloides stercoralis
Enterobius vermicularis
Trichuris trichura
Anisakis
No filariales
Filariasis
Triquinosis
Larvas migratorias
Wuchereria bancrofti
Brugia malayi
Onchocerca volvulus
Loa loa

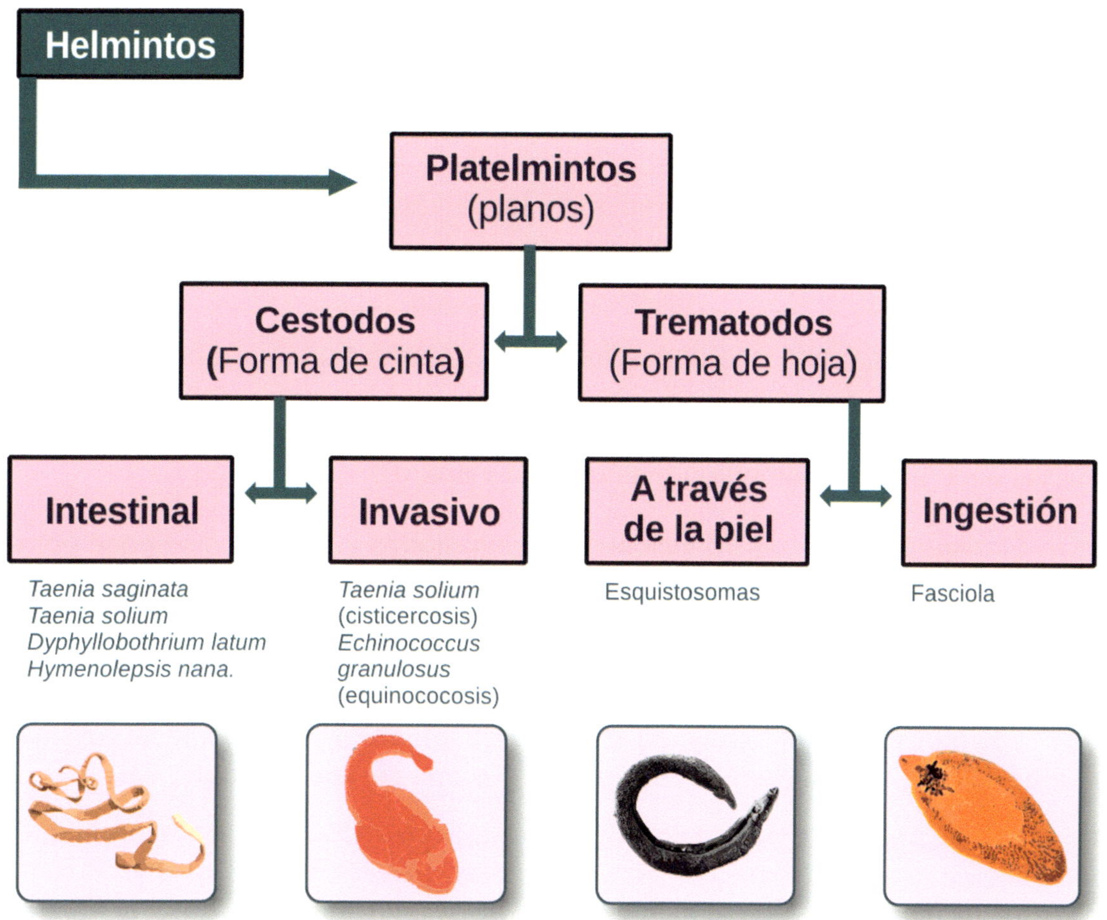

Helmintos
Platelmintos
(planos)
Cestodos
(Forma de cinta)
Trematodos
(Forma de hoja)
Intestinal
Invasivo
A través
de la piel
Ingestión
Taenia saginata
Taenia solium
Dyphyllobothrium latum
Hymenolepsis nana.
Taenia solium
(cisticercosis)
Echinococcus
granulosus
(equinococosis)
Esquistosomas
Fasciola

9.4 Infecciones por nematodos

Los nematodos son gusanos no segmentados, redondos y alargados. Pueden distinguirse los nematodos intestinales y los tisulares. La infección se produce por vía oral o por penetración de las larvas a través de la piel.

Los nematodos intestinales (*Ascaris lumbricoides, Ancylostoma duodenale, Necator americanus, Strongyloides stercoralis, Enterobius vermicularis, Trichuris trichura* y *Anisakis*) son una causa frecuente de infecciones, en muchos casos asintomáticas. Suelen cursar con **eosinofilia** y las principales manifestaciones son los síntomas digestivos, manifestaciones alérgicas, síntomas respiratorios (si hay paso por los pulmones) malnutrición y anemia.

El diagnóstico de las infecciones por nematodos intestinales se hace por el hallazgo de los huevos o larvas o gusanos adultos en heces, en región perianal o en el tubo digestivo, dependiendo del tipo de infección. La serología es útil en la **estrongiloidiasis** y en la anisaquiasis.

Los principales antiparasitarios utilizados en las nematosis intestinales son el **albendazol, mebendazol, ivermectina** y **pamoato de pirantel**.

Los nematodos tisulares pueden dividirse en:

- **Nematodos** que son parásitos de animales y con los que el hombre se infecta accidentalmente (triquinosis, larva migratoria…)
- **Filariasis**, que son infecciones en las que el ser humano es el hospedador principal y que se transmiten al hombre por artrópodos, principalmente en áreas tropicales, y que crecen en el tejido subcutáneo y vasos linfáticos.

La **triquinosis** se adquiere tras la ingesta de carne (por ejemplo de jabalí). Cursa con síntomas digestivos inicialmente, manifestaciones musculares (con elevación de CPK), fiebre, eosinofilia, edema de cara… La miocarditis puede ser mortal. La serología y la biopsia muscular son útiles para el diagnóstico. Se puede administrar **albendazol** o **mebendazol**.

Las **filariasis** ocasionan incapacidad y linfedema crónico e irreversible (*Wuchereria bancrofti, Brugia malayi*…) o ceguera en el caso de *Onchocerca volvulus*. Pueden producir manifestaciones alérgicas y **eosinofilia**. Se diagnostican al observar las microfilarias en sangre, mediante serología, por biopsia cutánea, o al visualizar el gusano en la conjuntiva (*Loa Loa*). La **dietilcarbamazina** es el tratamiento de elección, pero no para la oncocercosis (se trata con **ivermectina** y **doxiciclina**) o loasis si hay más de 2500 microfilarias/mL de sangre (en cuyo caso se realiza aféresis o se administra **albendazol** previo a la **dietilcarbamacina**).

9.5 Infecciones por trematodos

Los trematodos son gusanos planos, que en su forma adulta tienen un tamaño de uno a varios centímetros y que son hermafroditas, con la excepción de los **esquistosomas**. El hombre se infecta por:

- Penetración a través de la piel (esquistosomiasis)
- Ingestión de animales o plantas acuáticas con metacercarias.

La **esquistosomiasis** aguda se sospechará ante un viajero que regrese de una zona endémica, con historia de exposición a agua fresca y que presente una dermatitis pruriginosa o un cuadro compatible con **fiebre de Katayama** (fiebre, mialgias, cefalea, diarrea, tos, urticaria y eosinofilia).

La esquistosomiasis crónica se sospechará ante clínica de enfermedad crónica digestiva (con hipertensión portal) o urinaria (disuria y hematuria) y antecedentes epidemiológicos. La esquistosomiasis puede causar enfermedad neurológica, incluso en viajeros con formas agudas, sobre todo mielopatía.

La esquitosomiasis se diagnostica al identificar huevos en heces u orina, por biopsia rectal o de otros órganos, serología, detección de antígeno o PCR. El tratamiento se realiza con **praziquantel**. Las formas agudas requieren tratamiento previo con corticoides. [El praziquantel es el fármaco de elección para todas las infecciones por trematodos; excepto para la fascioliasis].

La **fascioliasis** se debe sospechar ante el antecedente de ingesta de berros, síntomas de enfermedad biliar y eosinofilia. Se diagnostica por técnicas de imagen, identificación de los huevos (en heces, aspirado duodenal o biliar) o del gusano adulto (por endoscopia o cirugía), o por serología. Se trata con **triclabendazol**.

9.6 Infecciones por cestodos

Las infecciones por cestodos o tenias pueden dividirse en:

- **Infecciones intestinales o no invasivas**: *Taenia saginata, Taenia solium, Dyphyllobothrium latum* e *Hymenolepsis nana*.
- **Infecciones invasivas**: Cisticercosis (producida por *Taenia solium*) y la equinococosis (producida por *Echinococcus granulosus*).

Las teniasis intestinales se sospechan ante el antecedente de exposición, la presencia de **eosinofilia**, molestias o no digestivas y expulsión de las proglótides en las heces. Se diagnostican al observar los huevos o proglótides en las heces. Están en desarrollo métodos inmunológicos y moleculares con mayor sensibilidad. El **praziquantel** es el fármaco de elección.

Se sospechará cisticercosis si una persona con antecedente de exposición a *Taenia solium* (tenia del cerdo), presenta quistes múltiples cerebrales, convulsiones u otros síntomas neurológicos. La serología es de ayuda. Antes de administrar el tratamiento antiparasitario (**albendazol** con o sin **praziquantel**) es necesario excluir afectación ocular, tratar la epilepsia y con frecuencia dar corticoides de forma prolongada. No está indicado el tratamiento antiparasitario si todas las lesiones están calcificadas

Se debe sospechar una equinococosis ante el antecedente de exposición a animales (perros, ovejas…) y detección de un **quiste hepático o pulmonar**. La serología frente a *Echinococcus granulosus* apoya el diagnóstico. El tratamiento dependerá del tamaño, la localización y estadio evolutivo del quiste (fases activa, transicional o inactiva):

Tamaño y localización del quiste	Estadio	Tratamiento recomendado
Quistes calcificados	Quiste inactivo	Observación, con seguimiento periódico con imagen.
Quistes pequeños (< 5 cm)	Quistes simples en fase temprana	Farmacológico (El **albendazol** es el fármaco de elección
Quiste unilocular, que no está en localización de riesgo	Quiste activo	PAIR • Punción del quiste • Aspiración • Inyección de una sustancia escolicida como etanol o hipertónico • Reaspiración.
Quistes multilocular, grandes, complicados, en localizaciones críticas como cerebro o corazón, existe riesgo de ruptura	Quiste activo Quiste que no responde a otros tratamientos	Cirugía (Quistectomía)